山东大学齐鲁医院文化建设系列丛书

# 齐鲁话健康

## ——山东大学齐鲁医院专家科普精选（第一辑）

张欣平　李宁　主编

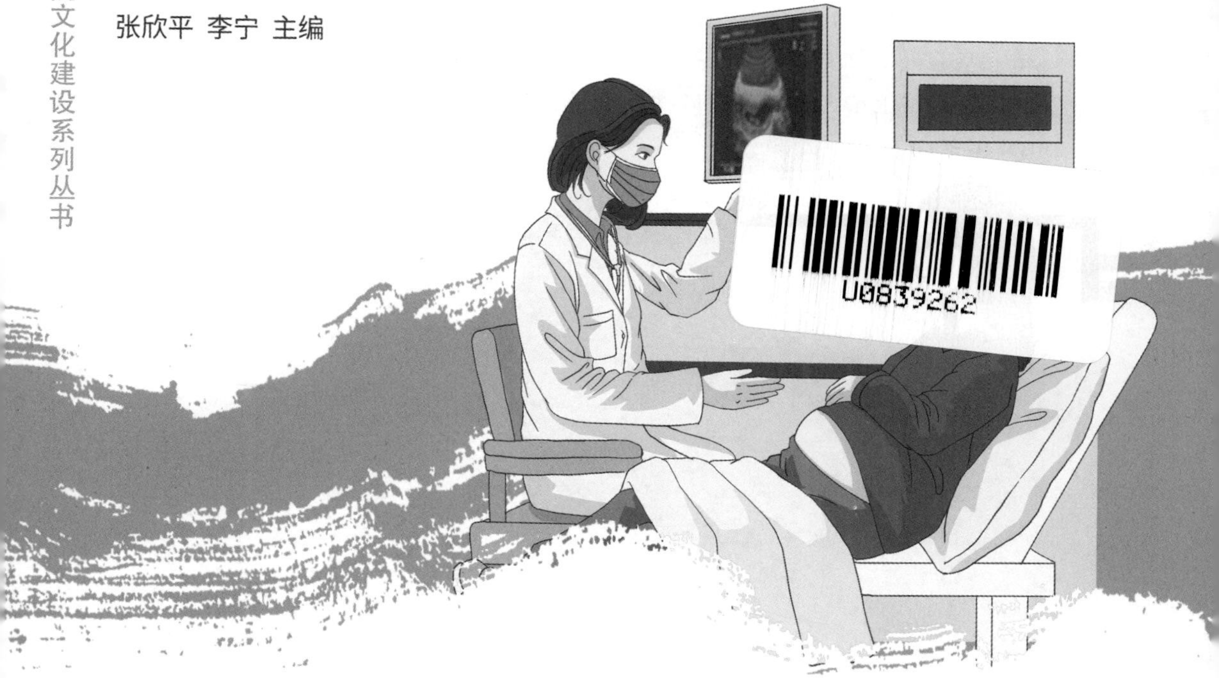



Qilu hua
Jiankang

山东大学出版社
·济南·

**图书在版编目（CIP）数据**

齐鲁话健康：山东大学齐鲁医院专家科普精选．第一辑 / 张欣平，李宁主编． -- 济南：山东大学出版社，2025.5． --（山东大学齐鲁医院文化建设系列丛书）．

ISBN 978-7-5607-8860-9

I. R161

中国国家版本馆 CIP 数据核字第 20258U8G58 号

责任编辑　刘　彤

封面设计　牛　钧　周翔宇

插　　画　王钰婷　崔雅静

**齐鲁话健康**

QILU HUA JIANKANG

——山东大学齐鲁医院专家科普精选（第一辑）

出版发行　山东大学出版社

社　　址　山东省济南市山大南路 20 号

邮政编码　250100

发行热线　（0531）88363008

经　　销　新华书店

印　　刷　济南乾丰云印刷科技有限公司

规　　格　720 毫米×1000 毫米　1/16

　　　　　10.75 印张　154 千字

版　　次　2025 年 5 月第 1 版

印　　次　2025 年 5 月第 1 次印刷

定　　价　69.00 元

# 序

PREFACE

健康是什么？

是清晨醒来时的神清气爽，是忙碌一天后的安然入睡；

是孩子嬉笑时的无忧无虑，是长者漫步时的从容自在。

它如初生的第一缕阳光，温暖而珍贵；

又如同山间的一泓清泉，澄澈而绵长。

健康，是生命的底色，是幸福的基石，也是我们与自己的约定。

作为一所有着百年深厚历史积淀与医学使命的“国家队”医院，山东大学齐鲁医院始终秉持“博施济众，广智求真”的精神，以仁心仁术守护着千家万户的健康。在新时代的征程中，我们不仅要做疾病的救治者，更要做健康的传播者。而今，我们将这份守护化作通俗易懂的语言，汇聚成《齐鲁话健康》一书，愿以医者之智，照亮大众健康之路。

当今社会，随着生活节奏加快、环境变化与人口老龄化加剧，慢性病、亚健康等问题日益凸显。与此同时，信息洪流中鱼龙混杂的“伪科学”和“健康谣言”，让许多人在追求健康的路上无所适从。如何让权威的医学知识走出诊室、打破专业壁垒，真正惠及百姓？如何将晦涩的医学术语转化为通俗易懂的生活指南？这是时代赋予我们的课题，也是公立医院践行“以人民为中心”理念的必答之卷。

医学，不仅是科学的殿堂，更是人文的沃土。《齐鲁话健康》的编写，既是对齐鲁医学文化的传承，也是对现代医学普及的探索。我们相信，文化的力量可以跨越时空，医学的智慧可以惠及大众。在这本书中，您将看到的不仅是权威的医学知识，更是医者对生命的敬畏与关怀。我们集结了齐鲁医院数十个科室的知名专家，以临床经验为根基，以科学证据为准绳，聚焦百姓最关心的健康问题——从高血压、糖尿病等慢性病管理，到肿瘤早筛、急救常识；从妇幼保健、老年康养，到心理健康、中医养生，内容涵盖全生命周期的健康需求。书中既有对疾病本质的深入浅出解读，也有实用易行的预防建议；既融合了国际前沿的医学进展，也传承了中华传统医学“治未病”的智慧。本书以通俗易懂的语言、生动的案例、图文并茂的形式，将专业的医学知识娓娓道来，让医学知识“活”起来，让健康理念“落”下去，让健康之光照进每一个家庭。

健康之路，携手同行。翻开这本书，您或许会遇见日常的健康困惑，也可能会发现未曾注意的生活细节。我们期待，这些文字能成为您家庭健康的“守护者”，成为化解焦虑的“解惑者”，更希望它能激发每个人“做自己健康第一责任人”的意识。健康中国的蓝图，需要从医者的坚守，更需要每个人的参与。让我们从科学认知开始，从日常点滴做起，共同书写属于这个时代的健康故事。

最后，感谢每一位为本书倾注心血的专家，你们在繁重的临床、科研工作之余，以严谨的学术态度和炽热的公益之心，将所学化为惠泽大众的文字。同时，也感谢每一位读者的信任与支持，愿《齐鲁话健康》走进您的生活，让医学的温度触手可及。让我们共同努力，为推进全民健康、建设健康中国贡献力量！

山东大学齐鲁医院党委书记　陈鑫

2025 年 2 月

# 《山东大学齐鲁医院文化建设系列丛书》
# 编 委 会

# 《齐鲁话健康》编委会

**主　编：** 张欣平　李　宁

**副主编：** 王　磊　刘　艳　李　鲲

**编　者：**（按姓氏笔画排序）

王　然　王子禹　王文斐　尹　璐　田玉清
李小诗　陈　震　周翔宇　赵永鑫　高丹璎
崔子昂　谢　静　鲍　磊

# 目　录

CONTENTS

# 院士告诉你，冠心病到底是什么？

□ 心血管内科 / 张运

如果把心脏比作一片“土壤”，冠状动脉就是灌溉土壤的“河道”，“河道”被堵，“土壤”得不到灌溉就会逐渐“干旱”，这就类似于冠状动脉粥样硬化性心脏病（简称“冠心病”）的发展过程。

关于冠心病，看看齐鲁医院专家怎么说……

国家心血管病中心发布的《中国心血管健康与疾病报告 2023》中显示，2021 年中国心血管疾病（CVD）死亡率仍居各疾病死亡率首位，推算 CVD 现患人数达 3.3 亿，其中冠心病患者达 1139 万人。

## 一、冠心病是什么？

冠心病是冠状动脉性心脏病或冠状动脉粥样硬化性心脏病的简称。心肌的血液供应来源于发自主动脉根部的左、右两条冠状动脉，当这两条动脉及其分支发生粥样硬化或血管痉挛时，会导致管腔狭窄或闭塞。

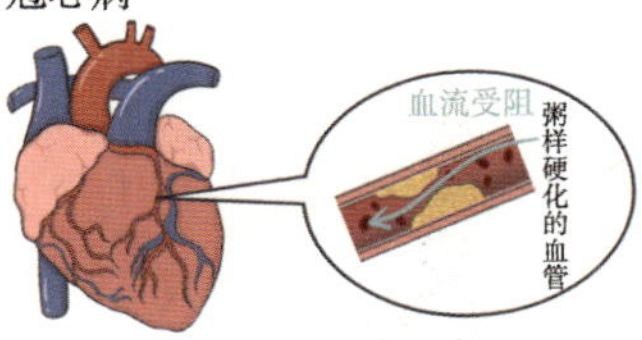


当冠状动脉管腔狭窄达 50%～70%时，会发生冠状动脉循环障碍，致使心肌供血不足，引起心肌氧供需不平衡，出现心绞痛等临床症状。当冠状动脉管腔完全堵塞时，会造成心肌缺血、缺氧，引起心肌梗死。

## 二、冠心病对患者的日常生活有哪些影响?

冠心病对患者的日常生活会造成一系列的影响，具体与患者的病情严重程度、治疗方法和生活方式等因素有关。

（1）冠心病病程的早期，患者主要表现为心绞痛，而心绞痛的表现形式多种多样。

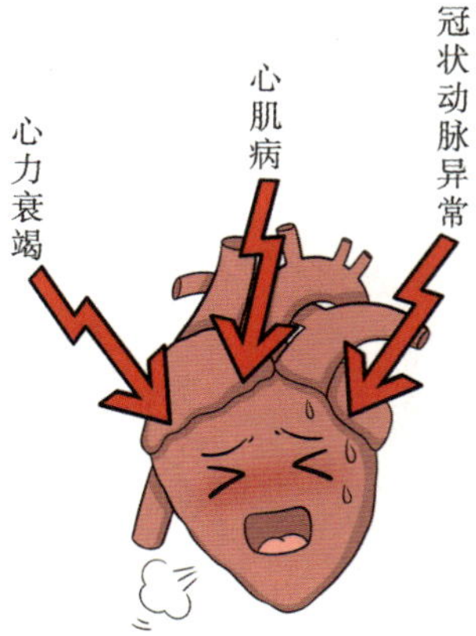


（2）当病情发展为心肌梗死时，患者会表现出更为严重的症状，包括严重的心绞痛、心律失常。

（3）若病情进一步发展为心力衰竭，患者会表现为呼吸困难、体力活动受限、不能平卧、全身水肿等多器官功能损害。

（4）病情的晚期阶段为缺血性心肌病。到此阶段就非介入治疗和搭桥手术所能解决的了，可能需要行心脏移植或“人工心脏”植入术。

## 三、如何评估一个人是否易患冠心病?

医生通常综合考虑以下高危因素来进行危险评估：

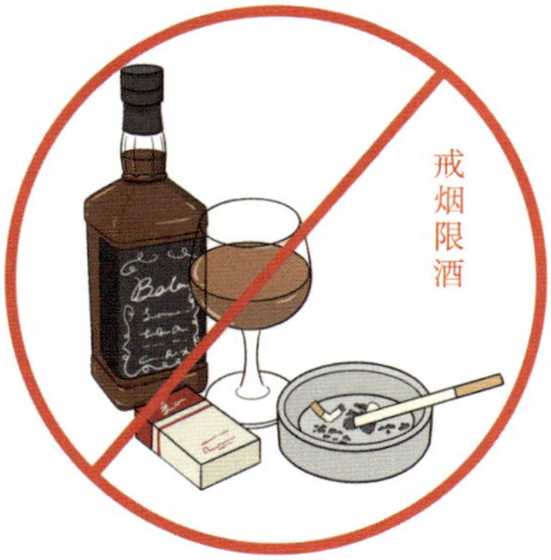


（1）家族史：家族史是一个重要的方面，因为遗传因素可能增加患冠心病的风险。

（2）生活方式因素：是否存在吸烟、饮酒、饮食习惯不良等情况。不良的生活方式可能增加患冠心病的风险。

（3）年龄和性别：年龄是冠心病的一个重要风险因素，通常随着年龄的增长，患冠心病的风险也增加。男性在一定年龄范围内通常比女性有更高的患冠心病的风险，尤其是在更年期之前。

（4）血压：高血压是冠心病的独立风险因素。医生会关注患者收缩压和舒张压的水平，并根据这些数值评估患者的心血管健康状况。

（5）血脂异常：高胆固醇，特别是低密度脂蛋白胆固醇（LDL-C）水平升高，是冠心病的一个危险因素。同时，高密度脂蛋白胆固醇（HDL-C）水平较低也可能增加患冠心病的风险。

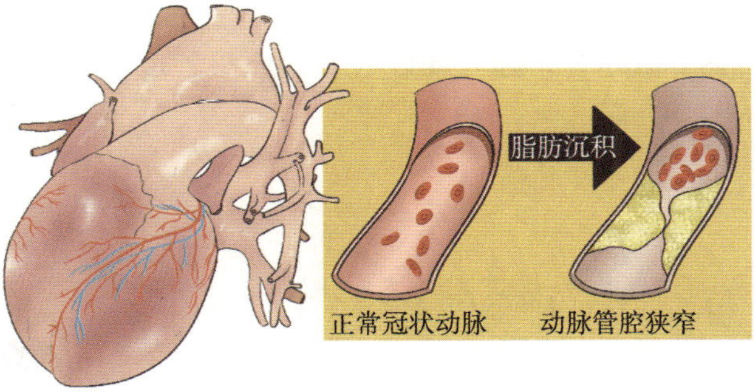


（6）糖尿病：糖尿病是一个独立的心血管疾病风险因素。高血糖水平可能损害血管壁，增加动脉粥样硬化的风险。

（7）体质指数（BMI）：超重和肥胖是冠心病的独立风险因素。BMI是一种衡量体重与身高之间关系的指标。

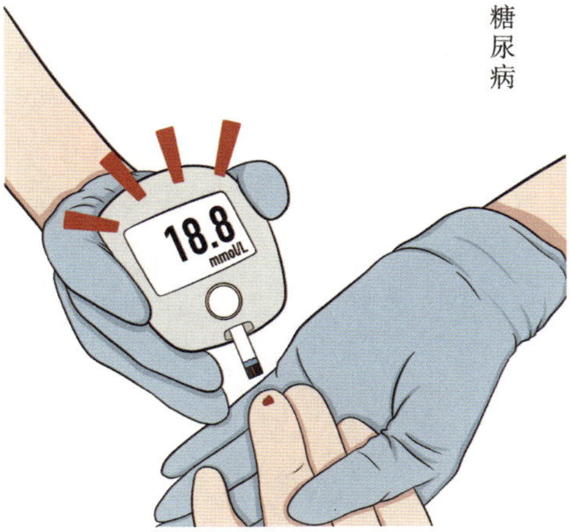

糖尿病

（8）活动水平：缺乏体育锻炼是冠心病的一个危险因素。适度的有氧运动可以降低患冠心病的风险。

（9）通过对患者的血管造影、超声的心功能评价等手段来综合评估患冠心病的风险程度。根据评估结果，医生可以制订个性化的预防和管理计划。重要的是，这些评估通常需要在医生的监督下进行，以确保准确性和合理性。

## 四、如何诊断冠心病?

冠心病的诊断主要根据临床症状、体征和辅助检查结果。辅助检查包括心电图、动态心电图、心肌损伤标志物、冠脉 CT 和冠状动脉造影等。

冠状动脉造影是临床诊断冠心病的“金标准”，是一种较为安全可靠的有创诊断技术，通常选择在右侧桡动脉穿刺，将导管送至心脏表面的冠状动脉，并注入造影剂。医生可根据冠状动脉造影情况明确动脉血管的数量、形态，进而有效地评价冠状动脉病变的严重程度和范围，为治疗方案的制订提供可靠的依据。

**张 运** 中国工程院院士 心血管内科 主任医师

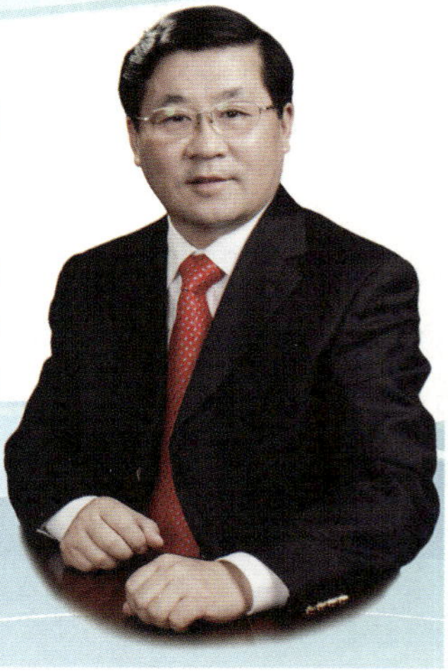

个人简介

中国工程院院士、中国医学科学院学部委员，络病理论创新转化全国重点实验室副主任、教育部和国家卫健委心血管重构与功能研究重点实验室主任。主要研究方向是动脉粥样硬化，承担40余项国家和省部级科研课题，发表SCI收录论文500余篇，H指数65，8 次入选“中国高被引学者”。

山东大学齐鲁医院
QILU HOSPITAL OF SHANDONG UNIVERSITY

# 救命帖！不求流量，只求你学会

□ 急诊科 / 陈良

“医生！快！快！心脏骤停，还很年轻……”

抢救室的门再次被打开，平车被迅速地推入复苏室，类似的场景在抢救室天天发生。医生和护士赶紧冲了上去，等跑到患者面前，发现我们的争分夺秒已然是徒劳。患者嘴唇已经明显发绀，且上肢僵硬，死亡时间应该很长了……

如今的一些年轻人，越来越不重视自己的身体，心脏也一天一天地被摧残着。

熬夜大赛第一名！
精神内耗逃不掉！
加班加到手抽筋！
喝酒比赛我最牛！
大鱼大肉无节制！

有没有突然之间，心脏“咯噔”一下子。
是什么在戳我的小心脏?!
不要心存侥幸，这可不是“恐吓”，
你是在“玩命”！
是你的小心脏在提醒你：要注意身体了。

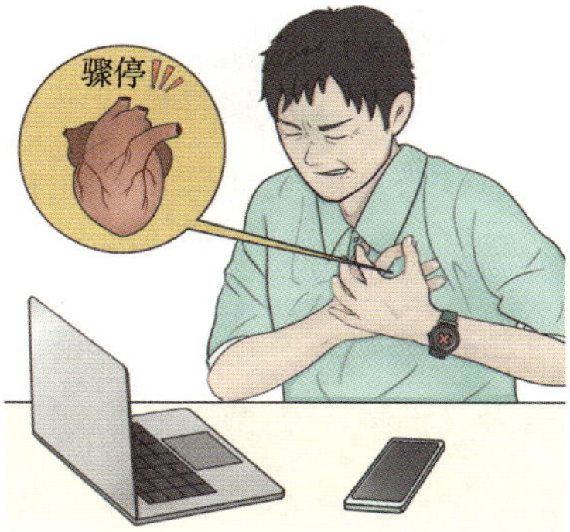

## 一、如何判断心脏骤停?

心脏骤停，顾名思义就是心脏突然停止跳动了。一般我们通过三个方面来判断心脏骤停：

心脏骤停的判断方法

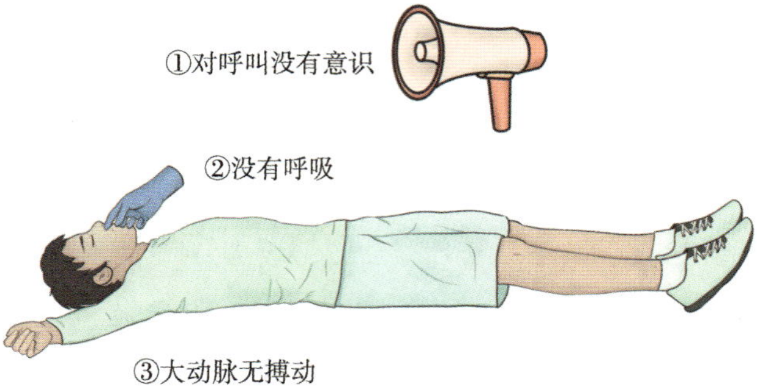


1. 意识

心脏骤停的患者是没有意识的，比如患者对大声的呼叫没有反应。

2. 呼吸

心脏骤停的患者是没有呼吸的，我们可以通过观察患者的胸廓起伏来判断是否有呼吸。

3. 大动脉搏动

心脏骤停的患者外周大动脉是没有搏动的，我们可以通过 5～10 秒的时间来判断大动脉是否有搏动。

赶紧学，别到时候只会掐人中！

如何判断大动脉搏动呢?

如何判断大动脉搏动

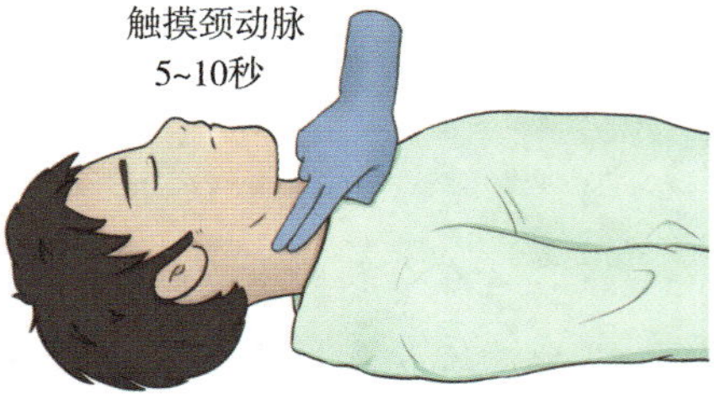


我们常用的方法就是用食指和中指触摸颈动脉 5～10 秒。如果这个时间内我们摸不到颈动脉搏动，就认为是心脏骤停了。这时，我们就需要立刻开始心肺复苏，也就是对患者进行胸外心脏按压＋人工呼吸。

## 二、如何进行胸外心脏按压？

胸外心脏按压需要我们用掌根来垂直按向患者的胸骨中下 1/3 处，垂直向下用力按压。一般按压的频率是每分钟 100～120 次，按压的深度成人为 5～6 厘米。每按压 30 次后需开放患者的气道，给予人工呼吸 2 次。

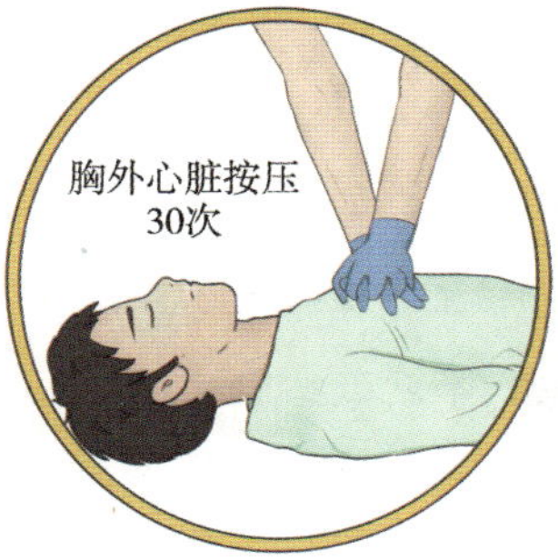


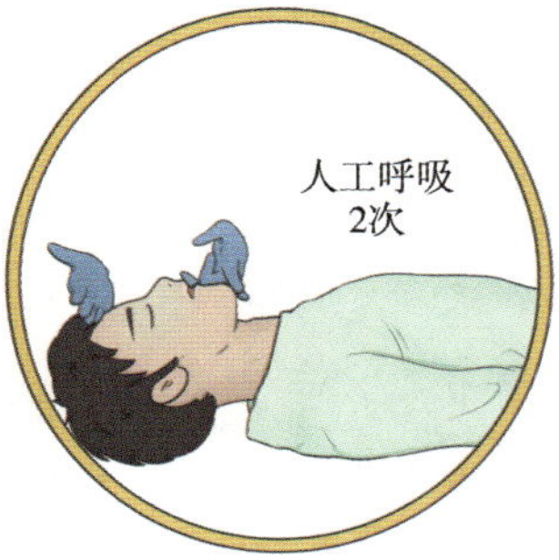


**陈良** 急诊科 主任医师

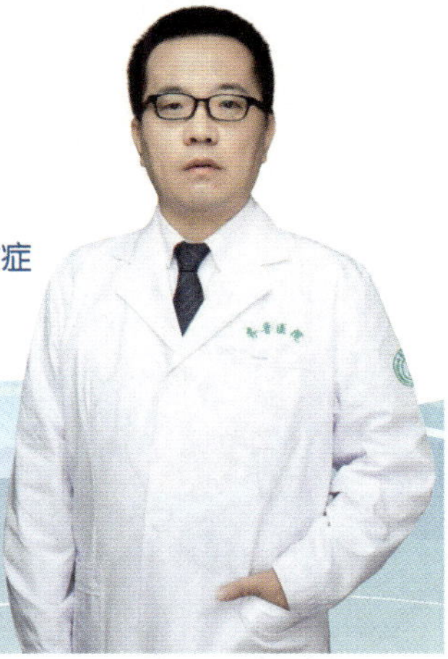

**擅长领域**

擅长冠心病、心肌梗死和心力衰竭等内科急危重症的临床诊治。

山东大学齐鲁医院
QILU HOSPITAL OF SHANDONG UNIVERSITY

# 搭桥还是介入，心脏手术如何选？

□ 心外科 / 张希全

每次心态崩了的时候，我都告诉自己：

我才不抑郁，吃了那么多益达，早就笑出强大了！

我才不伤心，吞了那么多士力架，早就做回自己了！

我才不生气，喝了那么多娃哈哈，天天都在哈哈哈！

你知道吗，生气、愤怒可使患心血管疾病的风险在 2 小时内增加 750%。

随着天气变冷，又到冠心病发病的高峰时期。

关于冠心病，看看齐鲁医院专家怎么说……

## 一、冠心病的主要症状有哪些？

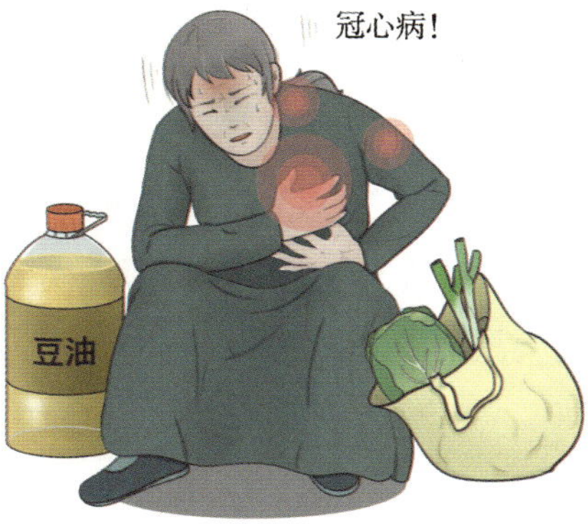


冠心病的主要症状为胸痛、胸闷、咽部紧缩感、左肩背及上肢酸痛、胃部不适等。如果在日常生活中出现下列现象时，应提高警惕，及时就医，以便早期发现冠心病。

（1）劳累或紧张时突然出现胸骨后或左胸部疼痛，疼痛放射到左肩、左臂或颈部，并伴有出汗的现象。

（2）体力活动时感到心慌、气短、疲劳和呼吸困难。

（3）饱餐、寒冷、看惊悚影片时，感到心悸、胸痛。

（4）在人群密集的公共场所、上楼或爬山时，易感到胸闷、心悸、呼吸不畅和气促。

（5）晚间睡眠枕头低时，感到憋气，需要高枕卧位；从熟睡或噩梦中突然清醒，感到心悸、胸闷、呼吸不畅，需要坐起后才好转。

（6）长期左肩痛，经反复治疗仍无治愈。

（7）反复出现脉搏不齐、心动过速或过缓的情况。

## 二、如何选择冠心病的治疗方式？

在选择冠心病的治疗方式时，通常会考虑多个因素，包括疾病的严重程度、存在的风险因素、已有的并发症，以及患者的整体健康状况。

（1）药物治疗。

（2）介入治疗：如经皮冠状动脉介入治疗（PCI），常见的有经皮冠状动脉球囊血管成形术（PTCA）和冠状动脉支架植入术。

（3）外科手术：如冠状动脉搭桥术（CABG）。

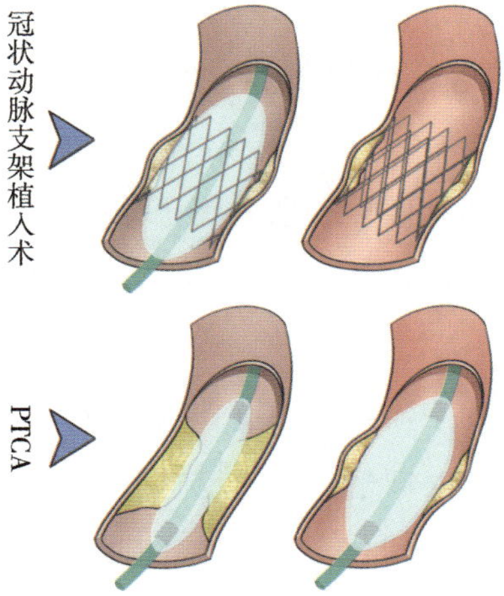


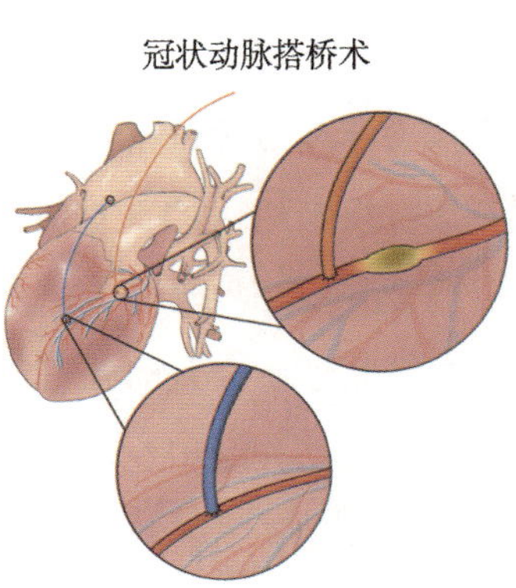

## 三、冠状动脉搭桥术适用于哪些人？

（1）重度冠状动脉疾病的患者：有多条冠状动脉严重狭窄或阻塞。

（2）左主干冠状动脉狭窄的患者：左主干冠状动脉是心脏的主要供血动脉，其狭窄通常被视为严重心脏病的表现，可能需要手术治疗。

（3）药物治疗无效的患者：经过充分的药物治疗和改变不良的生活方式后，仍有心绞痛等症状。

（4）经皮冠状动脉介入治疗（PCI）失败的患者：经历过支架植入等介入治疗，但治疗效果不佳或者有再狭窄现象。

（5）合并有心脏瓣膜病或需要其他心脏手术的患者：如果患者需要进行瓣膜修复或替换手术，可能会同时进行冠状动脉搭桥术。

（6）糖尿病患者：尤其是有多血管病变的糖尿病患者，冠状动脉搭桥术比经皮冠状动脉介入治疗可能提供更好的长期效果。

（7）部分急性心肌梗死后的患者：尤其是经过充分的药物治疗无效或经皮冠状动脉介入治疗无法执行的患者，冠状动脉搭桥术可能是必要的。

## 四、介入和搭桥，哪种手术方式治疗效果更好？

介入治疗和冠脉搭桥是治疗冠心病的两种主要手术方法，各有其优势和适应证，没有绝对的“更好”。不同的患者可能会因为其病情和健康状况而更适合其中一种治疗。

**经皮冠状动脉介入治疗（PCI）：**通常用于治疗单一血管或少数几根血管的狭窄。优点为微创、恢复时间快、住院时间短。对于稳定型冠心病患者，PCI 可以有效缓解症状，改善生活质量，但 PCI 后的患者有可能再狭窄和再次进行介入治疗的风险。

**冠状动脉搭桥术（CABG）：**通常用于治疗复杂冠心病，特别是左主干冠状动脉疾病和糖尿病患者。CABG 是一种开放性的心脏手术，恢复时间长，但通常能提供更高的长期生存率，降低发生心脏事件的风险。

治疗选择应当基于患者的具体情况，包括冠状动脉病变的性质、患者的医疗史、伴随疾病、生活质量以及患者的偏好。心脏病专家团队会根据临床证据和指南，结合患者的详细健康状况来制订治疗计划。

## 五、对于高风险人群，应该如何预防冠心病？

早防早治体现在冠心病的各个阶段中，未患冠心病的人群要预防冠心病的发生，医学上称为“一级预防”；已患冠心病的人群要防止冠心病的加重及并发症的发生，这是“二级预防”，而且二级预防对许多中老年隐性冠心病患者更为重要。

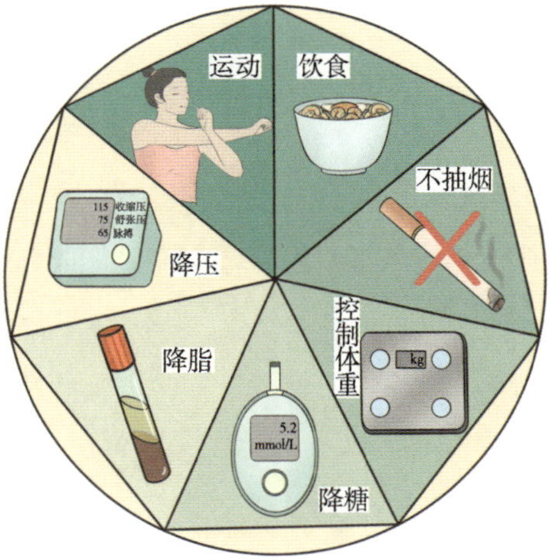


预防冠心病，一是防发病，要“防患于未然”；二是防事件，冠心病患者要预防发生心梗、脑卒中（俗称“中风”）等严重事件；三是防后果，如发生心梗或脑卒中，要及时送医院抢救，防止往更坏的方向发展；四是防复发，防止心梗、脑卒中等复发；五是防心力衰竭，心梗反复发作，心脏扩大最终容易发生心力衰竭。

**预防冠心病的 7 个法则：**运动、饮食、不抽烟、控制体重、降糖、降脂、降压。

## 张希全 心外科 主任医师

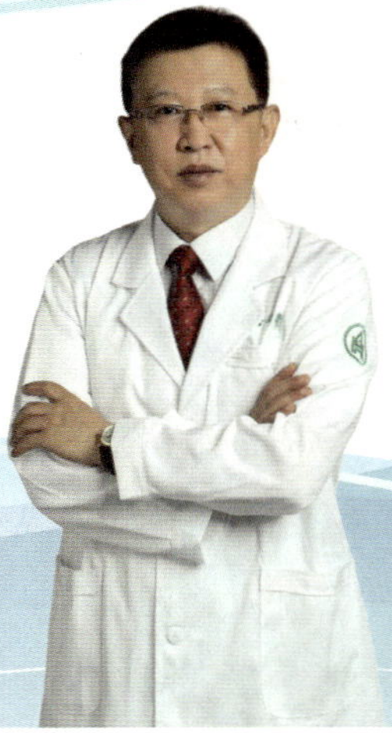

### 擅长领域

擅长成人心脏病，包括冠心病、瓣膜疾病的外科治疗。

### 门诊时间

周一、周二下午

山东大学齐鲁医院
QILU HOSPITAL OF SHANDONG UNIVERSITY

# 小儿先心病：早筛早治很重要

□ 小儿内科 / 赵翠芬

统计数据显示，我国每 1000 个新生儿中约有 6 个患有先天性心脏病（简称先心病）。随着医疗技术的进步，小儿先天性心脏病已经不再像之前那样让人闻之色变，如果及时治疗，绝大多数患儿是可以治愈的。

关于小儿先心病，看看齐鲁医院专家怎么说……

## 一、什么是先天性心脏病？

先天性心脏病是怀孕时期胎儿的心脏及大血管发育异常所致的先天性畸形，是小儿最常见的先天性畸形之一，也是小儿最常见的心脏疾病。

临床上根据左右心腔或大血管之间有无直接分流将先天性心脏病分为三种类型：

（1）左向右分流型：如室间隔缺损、房间隔缺损、动脉导管未闭等。

（2）右向左分流型：如法洛四联症、大动脉转位等。

（3）无分流型：如肺动脉狭窄等。

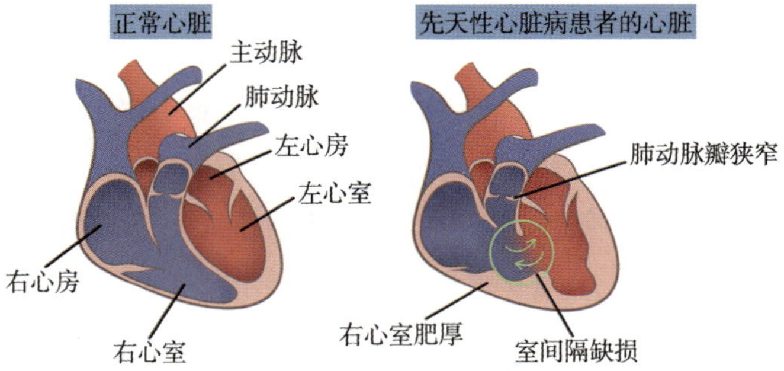

## 二、先天性心脏病的患儿都有哪些表现?

（1）心力衰竭：婴幼儿的表现为多汗、喂养困难、体重不增、声音嘶哑等，吃奶或哭闹后可发生呼吸困难，严重者有意识丧失、抽搐；年长儿可有心慌、胸闷、心前区疼痛，特别在活动以后，这些症状更明显，严重者可出现面色苍白、呼吸困难和心动过速，血压常偏低。

（2）发绀：患儿皮肤发紫或者发青，在鼻尖、口唇、甲床、眼结膜等处可见皮肤黏膜青紫。

新生儿发绀

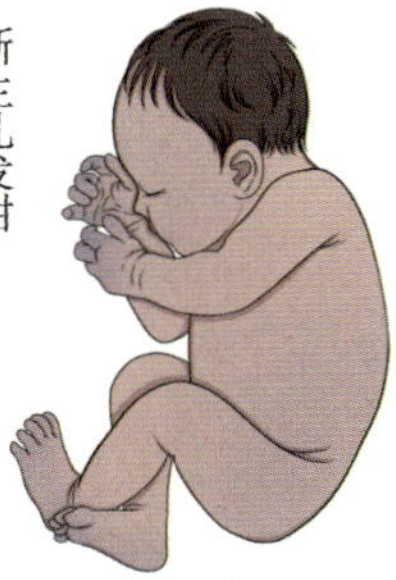

（3）发育迟缓：由于体循环血流量减少，患儿生长发育落后，表现为体重及身高均落后于正常同龄儿童。

（4）反复呼吸道感染：先心病患儿肺血流量明显增多，容易反复感冒，出现反复咳嗽、喘息、咳痰，而且感冒会拖很长时间才好。

（5）杵状指（趾）：患儿手指或足趾末端软组织增生、肥厚，呈杵状膨大，靠近指（趾）尖的这一节手指或足趾比较粗。这是由于患儿慢性缺氧所致，多见于青紫型先天性心脏病。

（6）蹲踞：婴幼儿被抱着时双腿不伸直，而喜屈曲在大人的腹部，坐着时喜将脚抬到凳面上，站着时下肢保持弯曲的姿势。年长儿走路时，常常因有脑缺氧的感觉，走一段时间就需要蹲下来，两膝紧贴胸部休息片刻。

（7）其他：胸痛、晕厥，甚至猝死等，但发生的概率比较小。

## 三、先天性心脏病的病因有哪些?

先天性心脏病是一类胎儿时期心脏和大血管发育异常引起的疾病，具体病因目前尚不清楚，是遗传因素和环境因素相互作用的结果。

（1）遗传因素：患有先心病的父母，其子女先心病的患病率高于一般人群。大多数先心病是多基因病变，部分是单基因突变或染色体畸变。另外，一些影响物质代谢的先天性生化缺陷也可以直接或间接影响胎儿心血管系统的发育。

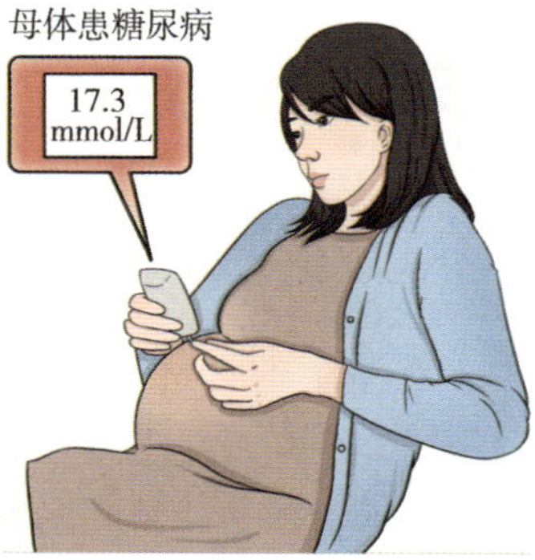


（2）非遗传因素：妊娠 2～7 周是胎儿心脏及相关组织发育的关键时期，子宫内环境的变化可能导致胎儿心脏和大血管的发育异常，如宫内病毒感染、母体患有代谢性疾病（如糖尿病）、母体接触放射线或某些化学物质及药物、缺乏叶酸、高原环境导致功能缺氧等。

## 四、先天性心脏病的预防办法都有哪些？

（1）适龄婚育：医学上已经证明，35 岁以上的孕妇发生胎儿基因异常的风险明显增加，因此最好在 35 岁以前生育。高龄孕妇怀孕期间应做好观察与保健。

（2）科学备孕：备孕期间要做好心理、生理状态的调节。如果准妈妈有吸烟、饮酒等习惯，至少在怀孕前半年就要停止这些嗜好。

（3）谨慎用药：妊娠早期积极预防风疹、流感等病毒性疾病。孕妇应尽量避免服用药物，如需服用，必须在医生的指导下进行。

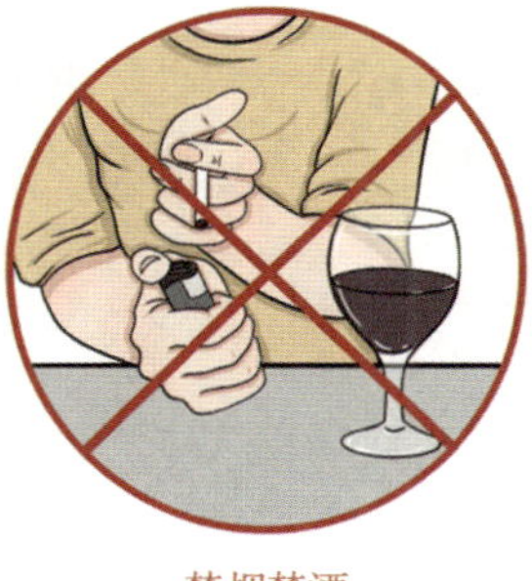

禁烟禁酒

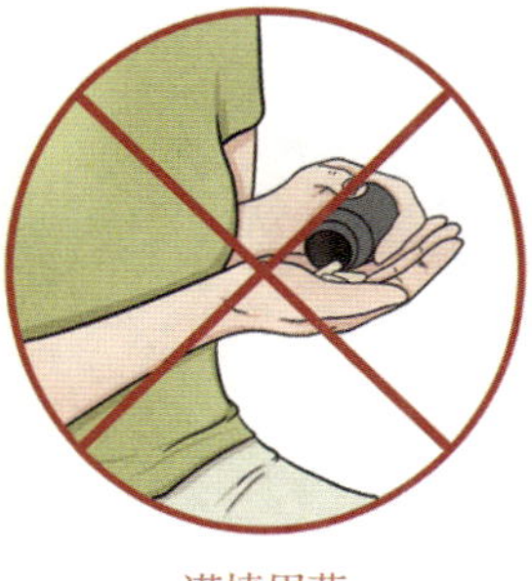

谨慎用药

（4）环境安全：孕期应尽量少接触射线、电磁辐射等不良环境因素，避免去高海拔地区旅游。

## 五、如何治疗先天性心脏病?

先天性心脏病治疗方案的选择主要是根据患儿的年龄大小、先心病类型来决定。目前治疗方案包括介入治疗、外科手术治疗、镶嵌治疗、内科治疗。

介入治疗是目前最为简便、创伤最小、费用最低、恢复最快的方法。部分患儿可通过这一方法得到有效的治疗。

目前，可以进行介入治疗的先心病主要包括动脉导管未闭、房间隔缺损、室间隔缺损、肺动脉狭窄等。但要注意介入治疗的适应证和禁忌证。

**赵翠芬** 小儿内科 主任医师

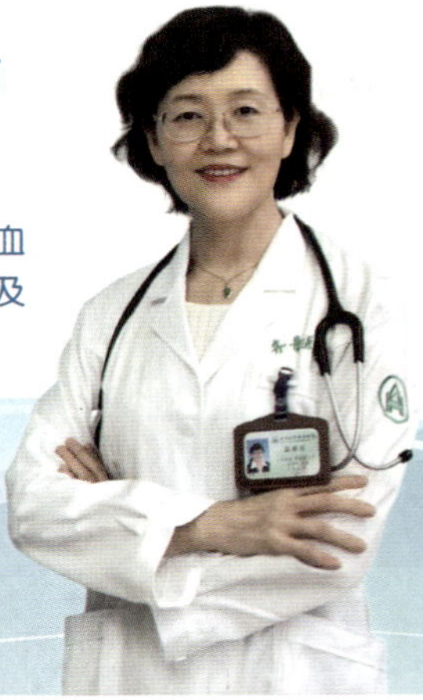

**擅长领域**

擅长儿童心律失常、先天性心脏病、川崎病、高血压、晕厥、肺动脉高压、心肌炎、心肌病、心力衰竭及儿童风湿免疫疾病的诊治。

**门诊时间**

周二下午，周三、周四全天

山东大学齐鲁医院
QILU HOSPITAL OF SHANDONG UNIVERSITY

# 尿中带血别大意，鉴别诊断很重要！

□ 肾内科 / 杨向东

笑岔气了，

昨天上厕所发现尿血，

吓得赶紧去医院。

一通检查后发现没毛病，

想起是昨天红心火龙果吃多了。

提到血尿，

很多人的第一反应是泌尿系感染或结石，

但无痛血尿常常被忽视，

从而延误了病情诊治。

如何鉴别治疗血尿，看看齐鲁医院专家怎么说……

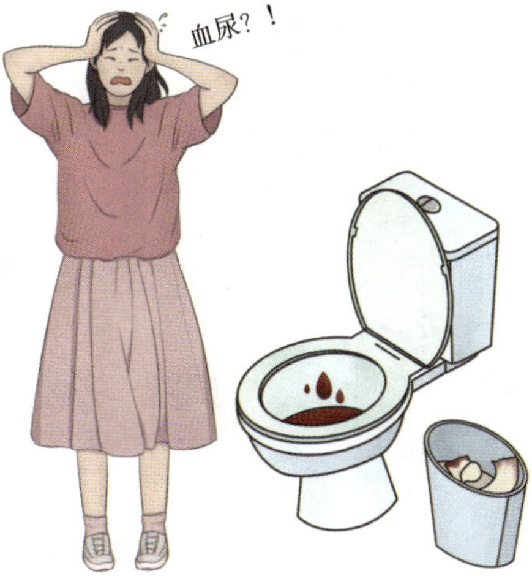

## 一、真性血尿？假性血尿？

血尿是一种比较常见的症状，治疗该病最重要的是找到导致血尿的“罪魁祸首”。导致血尿的原因有很多，需要我们进一步鉴别诊断。

当检查尿常规发现尿中有红细胞时，一定要查清是什么原因引起的。首先要确定是真性血尿还是假性血尿，然后采用较简便的尿三杯试验、尿相差显微镜和泌尿系超声等进行筛查。

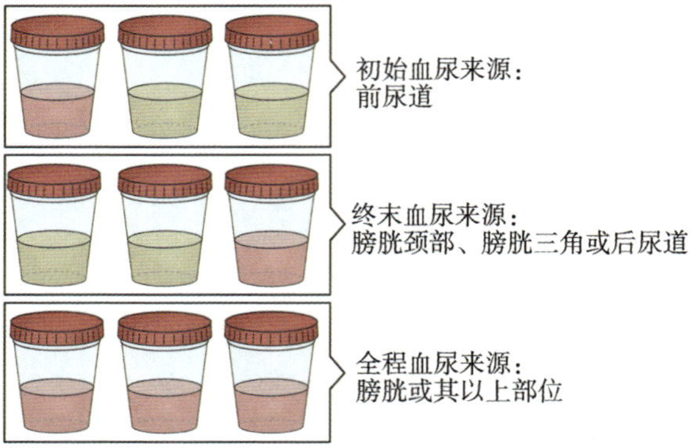


如果尿中发现红细胞，则为真性血尿；否则为假性血尿。假性血尿只是颜色像血，其实并非血尿。

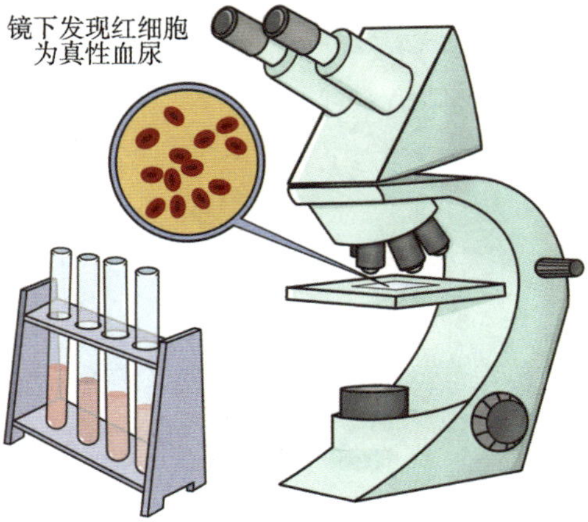

## 二、导致假性血尿的原因有哪些呢？

（1）服用了会导致尿液变红的药物：如华法林、非那吡啶、利福平、布洛芬、去铁胺、苯妥英钠、柔红霉素等。

（2）吃了会导致尿液变红的食物：如甜菜根、紫萝卜、黑莓、覆盆子、红心火龙果等富含色素的食物。

（3）剧烈运动后也可能会出现一过性血尿，这种其实是肌红蛋白尿。

（4）女性经期尿液受经血污染也会出现血尿。

## 三、导致真性血尿的原因有哪些？

（1）多种泌尿系统疾病：常见的如肾炎、肾病综合征等肾脏疾病；泌尿系肿瘤，如肾肿瘤、膀胱肿瘤、输尿管肿瘤，甚至前列腺肿瘤都可以造成血尿；泌尿系结石，如肾结石、输尿管结石、膀胱结石可以造成血尿；泌尿系感染也可以合并有血尿；前列腺增生肥大到一定程度，也可以造成血尿。

（2）全身性疾病：如白血病、凝血障碍等。

（3）尿路邻近器官疾病也可能引起血尿。

（4）药物因素：磺胺等药物会对肾小管有损害，导致血尿；环磷酰胺会导致出血性膀胱炎，出现血尿；抗凝剂（如肝素）过量也可出现血尿。

## 四、发现血尿该怎么办？

如果发现血尿，建议到医院肾内科就诊。

首先要明确红细胞的来源，需要做尿常规和尿相差显微镜检查。如果尿中的红细胞超过70％是畸形红细胞，就可以认为红细胞来自肾脏，称肾性血尿，常见于肾小球肾炎、高血压性肾病、狼疮性肾炎、过敏性紫癜性肾炎等各种肾脏病。

如果尿中红细胞大部分是正常形态的红细胞，就认为红细胞来自肾外，比如肾盂、输尿管、膀胱等，称非肾性血尿，常见于炎症、结核、结石、肿瘤、外伤等肾外疾病。

血尿的鉴别诊断

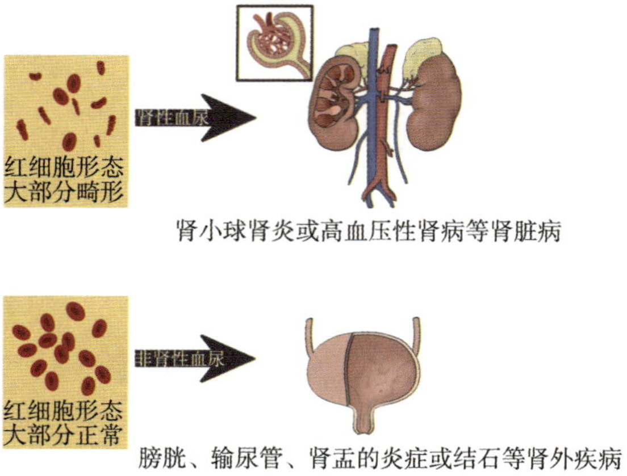


如果是肾性血尿，还要检查是否合并有蛋白尿和高血压。如果没有蛋白尿、高血压、水肿，就诊断为隐匿型肾小球肾炎或者薄基底膜肾病。

如果肾性血尿合并蛋白尿、高血压的话，有可能是肾小球肾炎、高血压性肾病、过敏性紫癜性肾炎、狼疮性肾炎等严重的肾脏病，所以一定要进行各项检查，最好要行肾穿刺活检确诊，而且一定要针对病因积极治疗。

## 五、血尿如何治疗？

如果是肾炎导致的血尿，需要做肾穿刺活检来明确病理类型，指导下一步的治疗。

如果不是肾炎引起的血尿，比如是尿路感染、泌尿系的肿瘤等其他原因引起的血尿，这时需要抗感染或者是针对肿瘤来进行对症治疗。

所以出现血尿以后，要完善泌尿系彩超或者泌尿系 CT，以及尿沉渣、24 小时尿蛋白定量等相关检查，进一步明确导致血尿的病因，才能确定下一步的治疗方案。

## 六、出现血尿的肾炎患者如何进行日常管理？

（1）多饮水。患者平时要养成多饮水的习惯，缺少水分会损伤肾脏的功能，甚至会影响患者的生命安全。

（2）合理排尿。患者在平时做到勤通尿、不憋尿，及时将体内代谢产生的毒素排出来，以减少对肾脏的损伤。

（3）养成良好的生活习惯。合理饮食，患者平时应避免食用刺激性食物和海鲜产品。

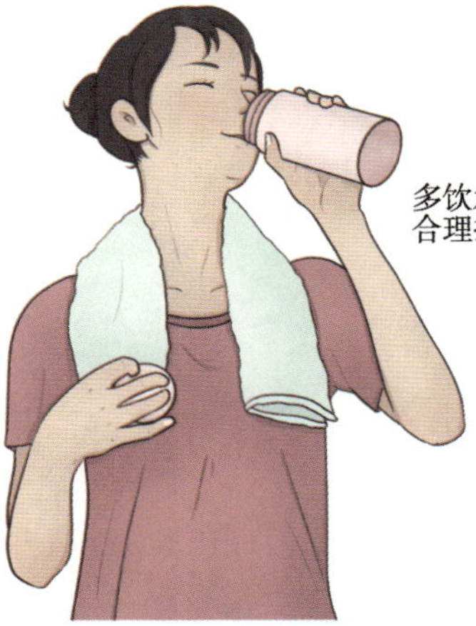

# 一觉醒来被“定”住，动也动不了，我是怎么了？

□ 风湿科 / 舒强

你有没有这种经历：
早晨起床后手很僵硬，
握拳困难，使不上劲。
或者维持一个姿势久了，
关节不能活动，
过很久才能缓过来。
整个人被“定”住，
像孙悟空被套上了紧箍咒，
这到底是怎么了？
看看齐鲁医院专家怎么说……

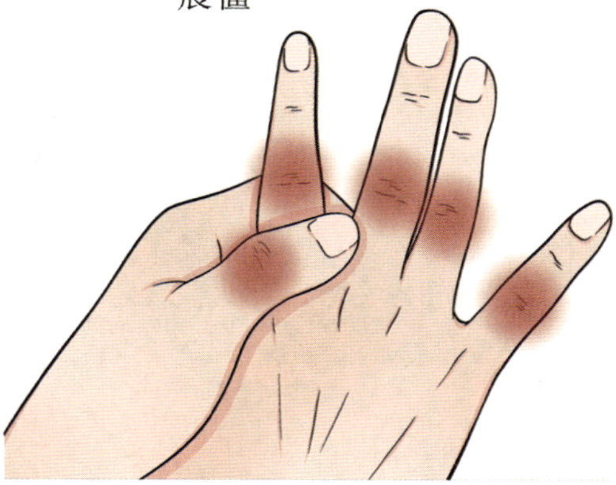

## 一、出现晨僵一定是类风湿关节炎吗？

晨僵是类风湿关节炎的主要症状，常表现为在清晨醒来或长久休息后，关节出现僵硬、发紧、活动不灵活、握不紧拳的症状，甚至连扣衣扣、梳头、刷牙等简单动作都难以完成，即关节有胶黏感，需要在慢慢活动后，才能减轻或缓解这种僵硬绷紧感。

出现晨僵不一定都是疾病。例如，老年人有轻度晨僵属于正常的生理现象，时间一般短于 15 分钟，程度亦较轻，且易于缓解。

倘若晨僵持续时间长（超过 30 分钟）或伴有关节肿痛，则有临床意义，提示是病理性的，有潜在疾病存在，如类风湿关节炎。

## 二、类风湿关节炎有哪些症状？

（1）疼痛：多为多关节、全身性、对称性关节疼痛，以夜间、晨起时明显，稍微活动后疼痛可缓解。

（2）肿胀：关节周围肿大，呈梭形或者均匀性肿大。

（3）晨僵：严重的类风湿关节炎晨僵会超过 1 个小时，晨僵持续时间与病变的严重程度成正比。病情缓解后，僵硬的时间缩短，甚至消失。

（4）活动障碍和关节畸形：关节活动障碍影响了整体的活动功能，如握力下降、梳头困难、行走困难。关节畸形是本病的晚期表现。

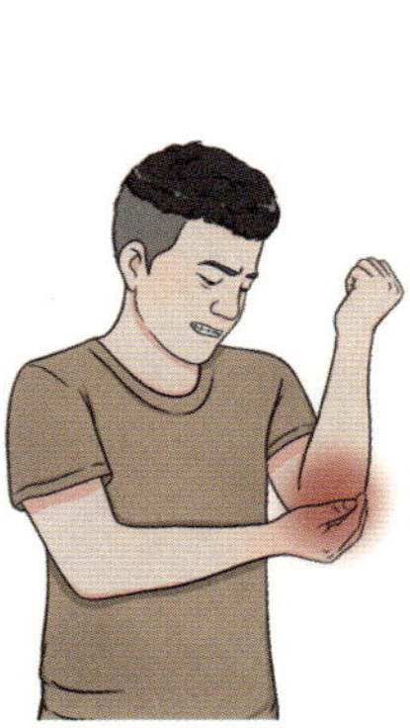


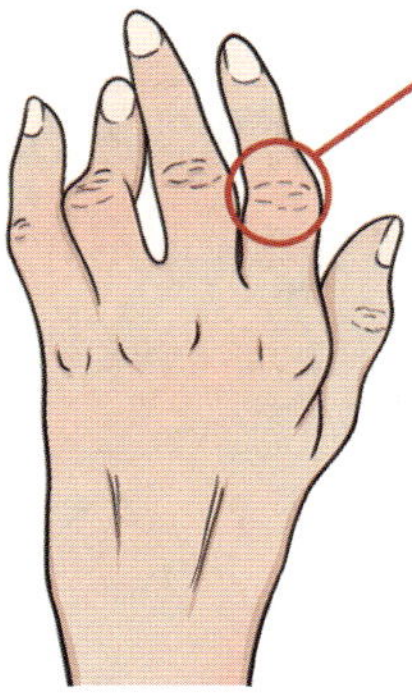

## 三、类风湿关节炎如果不及时治疗会怎么样？

类风湿关节炎最常见的并发症是肺间质纤维化，是患者常见的死亡原因。

类风湿关节炎并发症

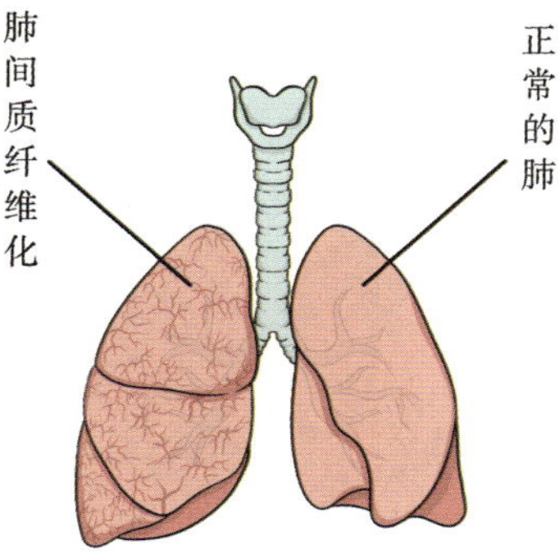


症状：患者可出现进行性气短，即行走相同的距离或从事等量劳动量活动时，患者逐渐出现气短乏力症状，必须暂停活动休息后才可缓解。

诊断：通过高分辨 CT 平扫就能诊断肺间质纤维化。但评估病情进展和药物疗效则需要定期做肺功能检测。

类风湿关节炎还能继发干燥综合征、严重贫血、神经系统病变、体内炎症因子增高，诱发心脑血管疾病以及其他血管炎表现。患者白天黑夜笼罩在疼痛、活动受限的阴影下，还会出现抑郁、失眠等心理疾病，生活质量明显下降。类风湿关节炎经常被称为“不死的癌症”。

## 四、类风湿关节炎通常有哪些治疗药物呢？

类风湿关节炎常用的治疗药物有抗风湿性药物（DMARDs）、非甾体抗炎药（NSAIDs）、糖皮质激素。下面，重点介绍一下抗风湿性药物。

DMARDs：包括传统合成 DMARDs、靶向合成 DMARDs、生物制剂 DMARDs，需要持续规律服用，定期复查评估，调整药物种类、剂量，以尽量达到控制病情后的长期缓解和药物安全两方面的目标。

## 五、类风湿关节炎需要长期治疗吗？

需要！类风湿关节炎是一种以关节侵蚀为主要临床表现的慢性进展性疾病，治疗的根本目的是减轻症状，控制病情的发展，减少关节的破坏，保持受累关节的功能及降低致残率。

据临床统计，75%的患者病情反复，只有10%的患者通过治疗病情得到缓解，不再复发，而还有15%的患者不能控制病情。

## 六、关节不疼了就可以停药吗？

目前，无根治类风湿关节炎的办法，疾病维持缓解半年以上，可在医生允许的情况下酌情减药；不推荐停用所有药物（复发风险高）。

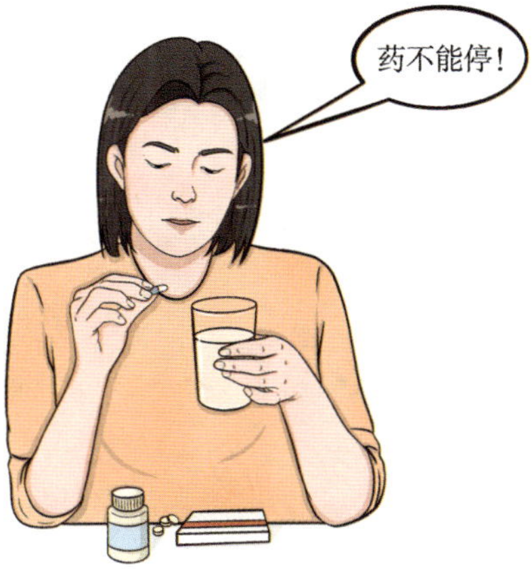


类风湿关节炎治疗达标后药物减停原则：

（1）病情得到控制的类风湿关节炎患者应该在3个月内停用糖皮质激素。

（2）停用糖皮质激素后，在继续维持传统合成DMARDs治疗的前提下，对于已经维持达标状态至少6个月的患者，可以逐渐减停靶向药物。

（3）靶向药物停用后仍然处于持续临床缓解的患者，可以考虑减量传统合成 DMARDs，但需严密监测，谨防复发。

（4）鉴于类风湿关节炎是一种慢性疾病，不建议停服传统合成 DMARDs。

作为一种需要长期治疗的疾病，对类风湿关节炎患者需要定期随访，评估疗效及监测不良反应，及时调整治疗方案。

（1）对初始治疗和中/高疾病活动的患者，每月随访 1 次。

（2）对治疗未达标的患者，每 1～3 个月随访 1 次。

（3）对治疗已达标的患者，每 3～6 个月随访 1 次。

**舒 强** 风湿科 主任医师

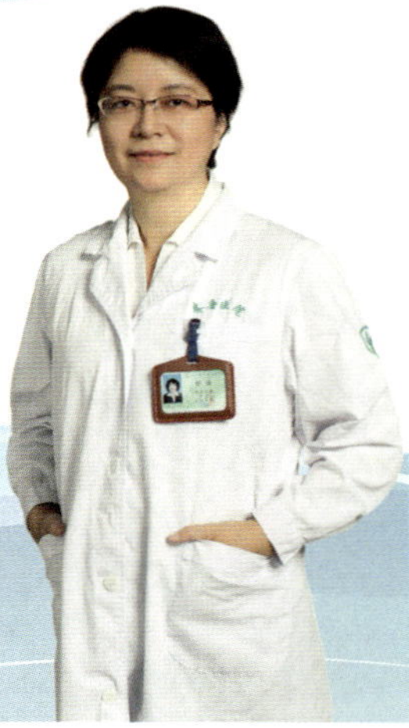

擅长领域

早期和重症类风湿关节炎，风湿病相关肺间质病变，抗磷脂综合征和风湿病相关不良妊娠。

门诊时间

周二、周四全天

山东大学齐鲁医院
QILU HOSPITAL OF SHANDONG UNIVERSITY

# 共餐或亲吻会传染幽门螺杆菌吗？

□ 消化科 / 左秀丽

相互夹菜，共用餐具，
亲吻宝宝，爱人接吻……
不经意的一些小习惯，
没准儿就会感染上幽门螺杆菌。
你信吗？近7亿国人胃里都有它。
关于这个“网红细菌”，
你到底了解多少？
看看齐鲁医院专家怎么说……

## 一、幽门螺杆菌是什么，感染以后就会得胃癌吗？

幽门螺杆菌是一种在胃的酸性环境下可以生存的细菌，并且它会释放各种各样的毒素，破坏胃黏膜屏障，导致胃病的发生。

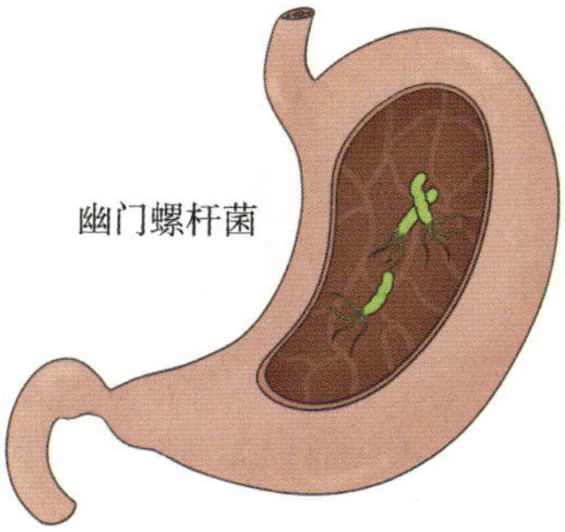


多数感染幽门螺杆菌的患者可能会经历非萎缩性胃炎→萎缩性胃炎→肠上皮化生→上皮内瘤变→胃癌的发展过程。但仅有极少部分患者最终发展成胃癌，这个发展过程也非常缓慢，常常经历数十年。

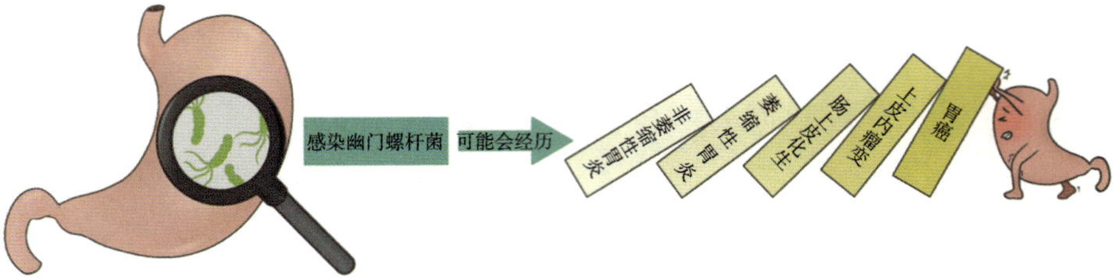


研究显示，在中国超过 50％的人存在幽门螺杆菌感染。世界卫生组织将幽门螺杆菌列为胃癌的Ⅰ级致癌因子，90％的非贲门癌与幽门螺杆菌感染有关。

我们可以通过根除幽门螺杆菌和进行胃镜检查来最大限度地预防胃癌发生，如果发现早期胃癌，也可以通过内镜微创治疗达到治愈的目的。

## 二、共餐、亲吻等行为，也会传染吗？

幽门螺杆菌感染是一种传染性疾病，其传播途径主要是“粪-口”途径、“口-口”途径。

患者大多数是在 12 岁之前感染，而健康的成年人很少感染。

共同用餐、亲吻，有一定的感染率，但感染率很低。但是，在养育婴幼儿的时候还是要注意，儿童的胃肠功能发育还不健全、免疫力低，应避免幽门螺杆菌感染者将咀嚼过的食物喂食给孩子，或近距离亲吻孩子、对着孩子的饭菜吹气等。

在生活中，应注意勤洗手，就餐时采用分餐制或使用公筷，不与他人共用水杯，不吃不干净的食物等，避免病从口入。

## 三、如何进行幽门螺杆菌感染的检查？

幽门螺杆菌的检查方式有很多，主要包括 $^{13}C/^{14}C$ 呼气试验、幽门螺杆菌快速尿素酶试验、幽门螺杆菌血清学检测、幽门螺杆菌粪便抗原检测等。

$^{13}C/^{14}C$ 呼气试验被认为是最可靠、最经典的检查方式，是国际上公认

的幽门螺杆菌检查的“金标准”。其便捷、安全，无论是确诊还是复查治疗效果，都可作为首选。

$^{13}C/^{14}C$呼气试验

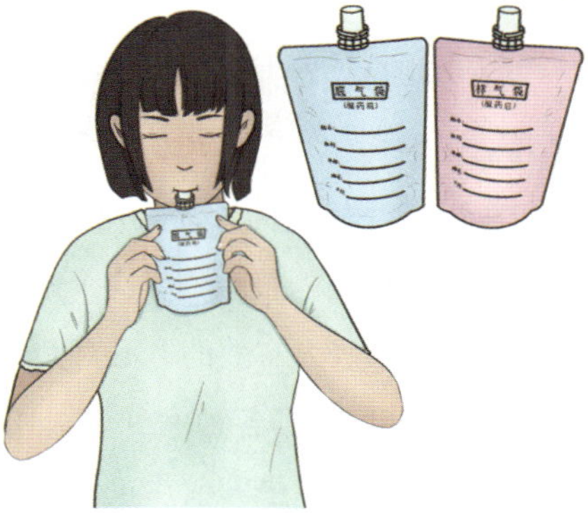

幽门螺杆菌快速尿素酶试验一般需通过胃镜对胃黏膜组织进行活检取得，假阳性率低，但假阴性率高。

过去认为幽门螺杆菌血清学检测难以区别是幽门螺杆菌现症感染胃炎还是幽门螺杆菌既往感染胃炎，现在有现症感染抗体检测可供参考。

幽门螺杆菌粪便抗原检测敏感性和特异性较高，与呼气试验相似，但样本收集便捷性略差，且易受药物、腹泻等情况的影响。

其他检查方式还包括病理活检、细菌培养、基因扩增检测等。

乱花渐欲迷人眼，拨开云雾见真章

- $^{13}C/^{14}C$呼气试验 → “金标准”
- 幽门螺杆菌血清学检测
- 幽门螺杆菌快速尿素酶试验
- 幽门螺杆菌粪便抗原检测
- 病理活检
- 细菌培养
- 基因扩增检测

· 前4周内未服用抗生素、铋剂及其他有抗菌作用的药物
· 2周内未服用质子泵抑制剂（如奥美拉唑）、钾离子竞争性酸阻滞剂（如伏诺拉生）

## 四、如何治疗幽门螺杆菌感染？

一旦发现存在幽门螺杆菌感染，根除治疗是被强烈推荐的。

根除幽门螺杆菌，不仅可以减轻胃炎、逆转部分胃黏膜萎缩和肠上皮化生、彻底治愈消化性溃疡、最大限度地预防胃癌，还可以诱导缓解或减

轻MALT（黏膜相关淋巴组织）淋巴瘤等疾病，可降低服用阿司匹林等抗栓药物的出血风险等，整体获益高于可能的风险。

幽门螺杆菌的根除，一般推荐含铋剂的四联14天方案（抑酸药+2种抗生素+铋剂）。鉴于抗生素耐药方面的考虑，规范治疗十分重要，且必须重视初次根除。规范的诊治可使幽门螺杆菌的根除成功率高达95%以上。

幽门螺杆菌的根除方案应个体化，需衡量包括过敏史、既往用药在内的众多因素，对某些人有效的方案对其他人未必有效，甚至可能有害，可谓“甲之蜜糖，乙之砒霜”。各种网红药、代购药更是容易“踩雷”的风险区域，患者应避免盲目相信。推荐前往正规医院进行诊治。

## 五、成功根除后还会再次感染吗?

研究证实，成功根除后幽门螺杆菌发生再感染的概率只有2%～4%，且相当一部分再感染者属于“一开始就没有根除成功”的假阴性情况。因此，患者无需过度担心再感染。

## 六、早期胃癌应怎样治疗?

患者如果做胃镜发现了早期胃癌，大多数都可以进行内镜下微创治疗，局部剥离病变，该法治愈率非常高，且住院时间短、花费少、痛苦小，不会改变胃的功能和解剖结构，术后不影响生活质量。

## 七、如何提高人群中早期胃癌的检出率?

对于患者来说，要重视胃镜检查，即使没有症状，也建议在40岁以后定期进行胃肠镜查体。很多早期胃癌的患者是在查体时发现的。

另外，对于医生来讲，目前有各种各样的内镜技术可以帮助医生提高检出率，如放大内镜检查术、电子染色内镜检查术、共聚焦内镜检查术、细胞内镜检查术等。

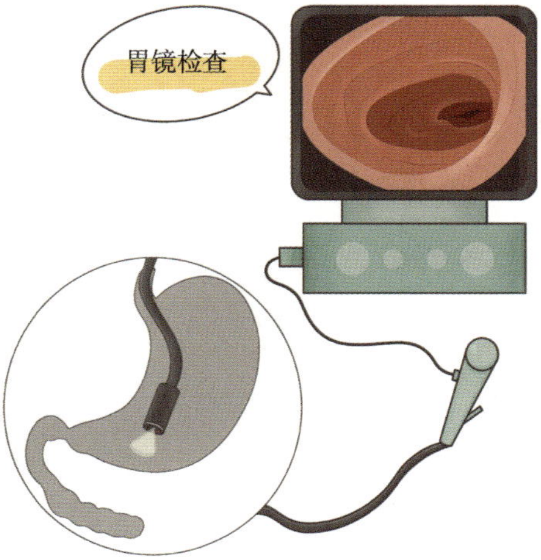


## 八、出现哪些症状时要警惕胃癌的可能?

不管是年轻人还是中老年人，胃癌的症状往往都不典型，有一些甚至无症状。等到有严重症状，比如胃出血等，再进行检查时多数已是中晚期。因此，我们提倡健康查体、加强筛查，防患于未然，以便尽早发现早期胃癌，早诊、早治，提高人们的健康水平。

**左秀丽** 消化科 主任医师

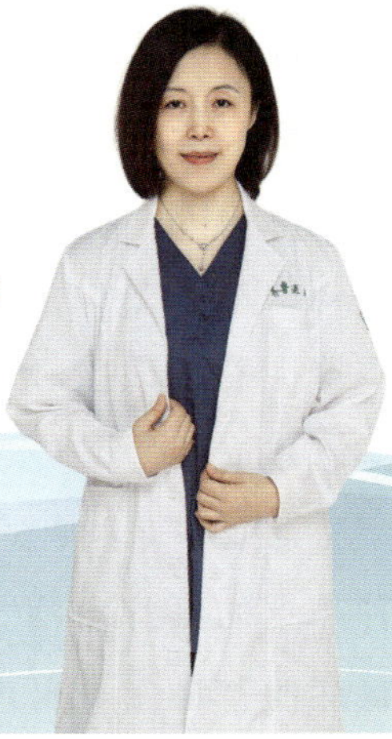

**擅长领域**

擅长各种消化疾病的诊治，主要专长为小肠疾病，炎症性肠病、功能性胃肠病，及消化道肿瘤的内镜微创诊疗。

**门诊时间**

周二上午、周三全天、周四上午

山东大学齐鲁医院
QILU HOSPITAL OF SHANDONG UNIVERSITY

# 常吃剩饭剩菜，可能引发脓毒症吗？

□ 重症医学科 / 王昊

为了让我吃得饱，
家里每顿都会有剩饭剩菜。
锄禾日当午，汗滴禾下土。
从小妈妈就告诉我要节约，
不能浪费粮食。
可是常吃剩饭剩菜真的好吗？
不注意就会引发脓毒症！
关于脓毒症，看看齐鲁医院专家怎么说……

## 一、脓毒症是什么？

脓毒症是严重感染引起机体反应失调，导致危及生命的器官功能损害的症候群，是一种高病死率的临床综合征。通俗地讲，感染后出现严重的临床症状，如呼吸急促、氧饱和度下降、血压下降、意识改变、尿量减少等，就要考虑患有脓毒症。

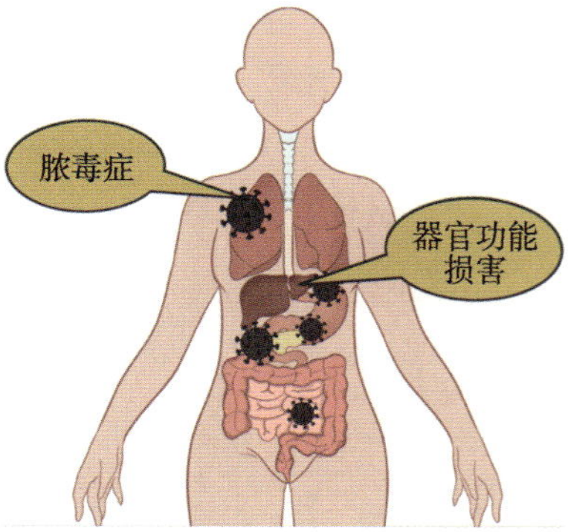


脓毒症休克也叫“感染性休克”，是一种严重的医疗急症。脓毒症休克是在脓毒症的基础上，出现持续性血压下降

以及全身组织灌注不足，容易出现血压下降及循环衰竭，死亡率达 50%以上。

## 二、常吃剩饭剩菜，可能引发脓毒症吗？

任何对人类有害的病原体引起的任何部位的感染，几乎都有可能导致脓毒症。其可以由多种病原体造成，包括细菌、病毒、真菌、支原体或衣原体、寄生虫等。日常生活中，放食物的容器不干净或冰箱里生食、熟食混合放置，都会造成食物被细菌污染。细菌容易在 4～60 ℃滋生繁殖，如果饭菜在常温下放置时间过久，细菌容易大量生长。另外，食物在冷藏后没有被充分加热，部分微生物没有被杀死，也会引发脓毒症。

剩菜剩饭中易滋生细菌

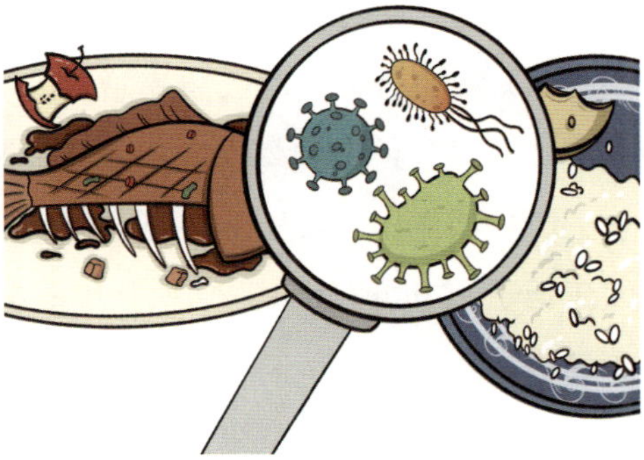

因此，烹饪好的食物应尽量放置在干净、密封的容器内，再冷藏储存；生食、熟食应分区存放，冷藏温度在 4 ℃以下，可抑制细菌生长繁殖；饭菜食用前要彻底加热，不要反复加热、冷藏食用。

## 三、脓毒症休克的早期预警信号有哪些？

脓毒症休克是一种危及生命的紧急状况，及早识别和及时就医至关重要。在发病初期，脓毒症休克可能会表现出一系列症状和体征。

对临床医生来说，将感染后序贯器官功能-衰竭评分（SOFA）≥2 分作为脓毒症器官功能障碍的临床判断标准。若要准确识别，需要进行严密的临床监测及一系列的检查，以反映循环、呼吸、血液、肾脏、肝脏、脑等六个脏器/系统功能的指标。

脓毒症休克基本症状

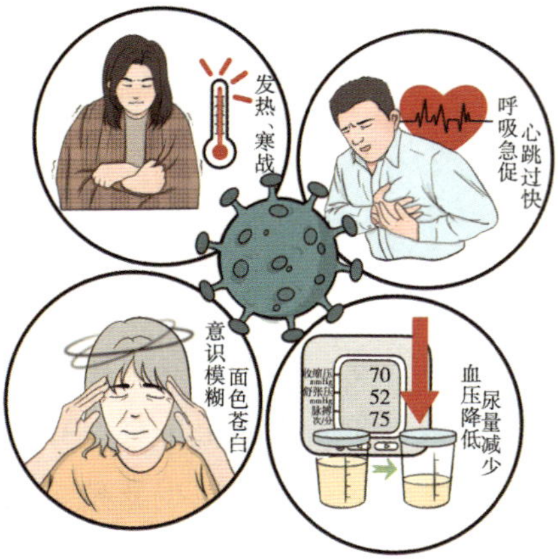


对于患者而言，一些常见的早期预警信号可以提早识别并及时进行医疗干预：

（1）发热或低体温：大多数患者会出现高热，但一些人（尤其是老年人或免疫系统受损者）也可能出现体温过低（低于 36 ℃）。

（2）寒战：患者可能会寒战并大量出汗，这是身体试图对抗感染的表现。

（3）快速心跳（心动过速）：尽管在休息状态下，患者的心率仍然明显增快（超过每分钟 90 次）。

（4）呼吸急促（呼吸频率增加）：即使不活动，患者的呼吸频率也可能增加（每分钟超过 20 次），这是因为身体组织需要更多的氧气。

（5）低血压：血压下降是脓毒症休克的一个关键特征，通常表现为收缩压低于 90 mmHg 或平均动脉压低于 65 mmHg，即使经过补液治疗，血压仍难以恢复正常。

（6）皮肤变化：皮肤可能变得苍白、湿冷或斑驳（特别是在四肢），这是由于血流减少导致的。

（7）意识模糊或昏迷：患者可能出现精神状态的改变，如意识模糊、极度困倦、烦躁不安甚至昏迷。这是由于脑部供血不足引起的。

（8）尿量减少：由于肾脏血流减少，患者的尿量会显著下降，这也是器官功能受损的重要信号之一。

## 四、脓毒症的易感人群有哪些？

（1）老年人：随着年龄增长，免疫功能逐渐减弱。

（2）癌症患者：特别是接受化疗或放疗的患者，其免疫系统受到抑制。

（3）长期使用免疫抑制剂、营养不良、长期住院（特别是在 ICU 中）的患者，以及新生儿和孕产妇等。

（4）艾滋病患者：由于免疫系统功能受到严重损害，这类人群更易感染。

（5）慢性疾病患者：糖尿病、肝硬化、慢性肾病、高血压等疾病的患者。

## 五、怎样预防脓毒症？

（1）条件允许的情况下，通过加强营养、改善饮食结构、适当锻炼等方法来提高免疫力。

改善饮食结构

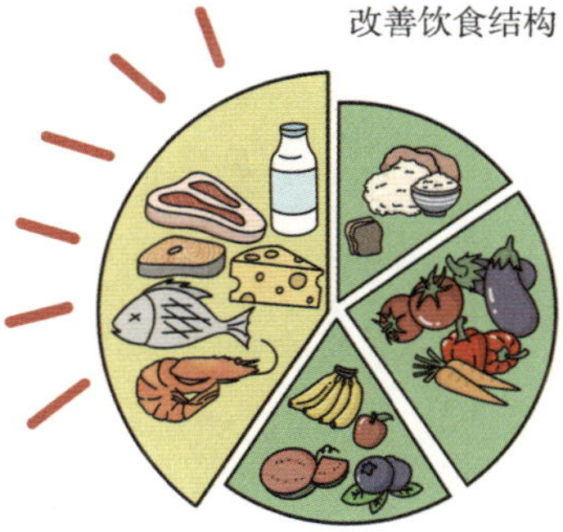

（2）免疫力低下的人群，应尽量减少被感染的风险，如在流感季节采取减少聚集、戴口罩等措施，注意饮食卫生，避免胃肠道感染等。

（3）有感染征象时，尽早就医诊治，避免感染扩散并可能发展为脓毒症。

**王昊** 重症医学科 主任医师

擅长领域

长期从事重症感染和脓毒症的临床诊疗和科研工作。

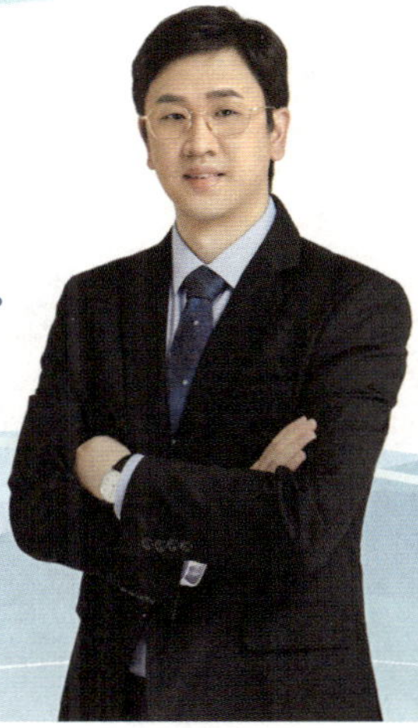

山东大学齐鲁医院
QILU HOSPITAL OF SHANDONG UNIVERSITY

# 剧烈咳嗽打喷嚏，啪，骨折了?!

内分泌与代谢病科 / 张晓黎

轻轻绊一跤，骨折了！

碰了下屁股，骨折了！

打个喷嚏，骨折了！

……

最坚硬的骨头怎么变得如此“嘎嘣脆”？

“骨质疏松”与年轻人无关？

补钙和维生素D就可以治疗骨质疏松吗？

听说某种药治疗骨质疏松效果不错，直接去开药治疗可以吗？

关于防治骨质疏松，看看齐鲁医院专家怎么说……

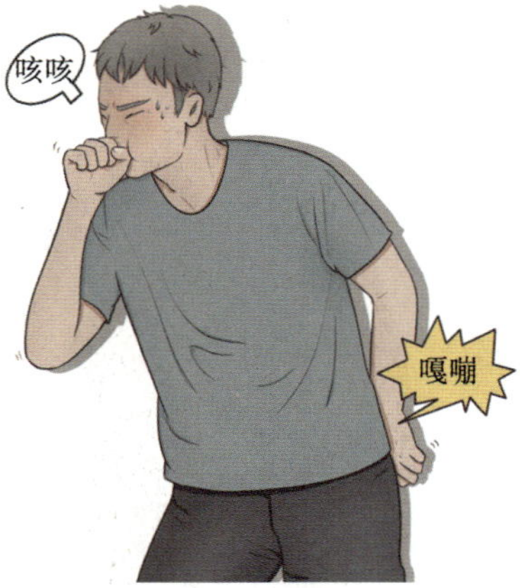


如今，骨质疏松在中老年人中并不罕见，甚至在年轻人中也会出现。很多人认为，既然骨质疏松与头发变白、皮肤出现皱纹一样，都和衰老有关，那就不用治疗。错啦！骨质疏松会造成骨骼疼痛、弯腰驼背、身高变矮，还可能因受到轻微外伤而骨折。

全国骨质疏松症流行病学调查结果显示，我国50岁以上人群骨质疏松症患病率为 19.2%，65 岁以上人群达到 32.0%，女性较男性更为严重，女性 50 岁以上和 65 岁以上的患病率分别高达 32.1% 和 51.6%。每年的 10 月 20 日是世界骨质疏松日。

## 一、什么是骨质疏松症？

骨质疏松症是一种以骨密度和骨质量下降，骨组织微细结构损坏为特征的全身性骨病，会导致骨脆性增加，易发生骨折。

骨质疏松症包括原发性骨质疏松症（多见于绝经后女性和老年男性）和继发性骨质疏松症（继发于其他疾病或使用某些药物，可见于任何年龄）。

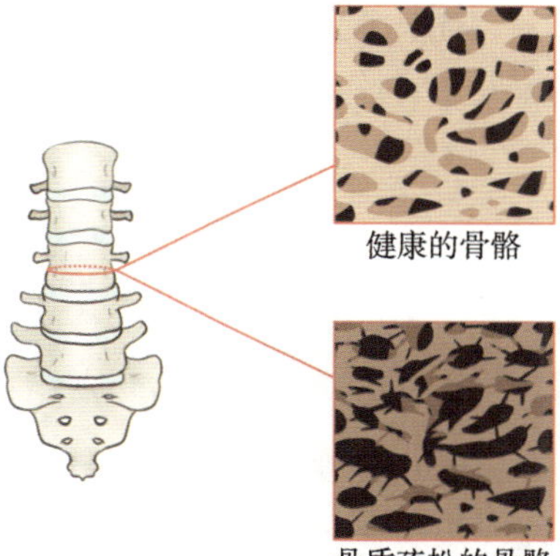


## 二、骨质疏松症可以不用治疗吗？

骨质疏松症患者早期可无明显症状，随着病情逐渐加重，可出现骨骼疼痛、弯腰驼背、身高变矮、活动受限、骨折、焦虑、抑郁及自理生活能力下降等不适。

骨质疏松的严重后果

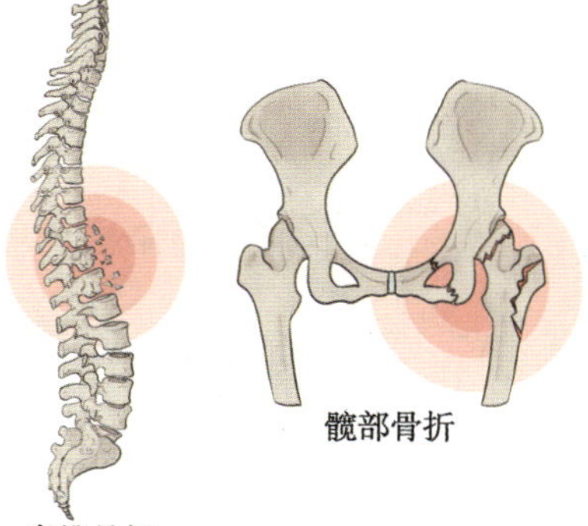


骨折是骨质疏松症最严重的并发症。脊椎骨折最常见，髋部骨折最严重。发生髋部骨折后 1 年内，死于各种并发症者高达 20%，存活者中约 50% 致残，患者自理能力明显下降。所以应该积极防治骨质疏松症。

## 三、补充钙和维生素 D 就可以治疗骨质疏松症吗？

骨质疏松症患者仅仅补充钙和维生素 D 是不够的。要在合理补充钙和维生素 D 的基础上，根据具体情况，选用抗骨质疏松症的药物，有效增加骨密度，降低患骨折的风险。

对于继发于其他疾病的骨质疏松症，自行补钙和维生素 D 可能会贻误治疗甚至加重病情，所以确诊骨质疏松症时要到专业医院就诊。

## 四、治疗骨质疏松症的药物有哪些？

抗骨质疏松症的药物从作用机制上来说可以分成四类：

（1）抗骨吸收药物：包括双膦酸盐、地舒单抗、降钙素、雌激素、选择性雌激素受体调节剂等。

（2）促骨形成药物：目前国内有甲状旁腺激素类似物等。

（3）其他机制药物：活性维生素 D 及其类似物、维生素 $K_2$。

（4）中成药。

这些药物各有特点，患者的病因、病情也有个体差异，因此患者需要根据个人情况，在专业医生的指导下选择适合的药物。

骨质疏松症的治疗

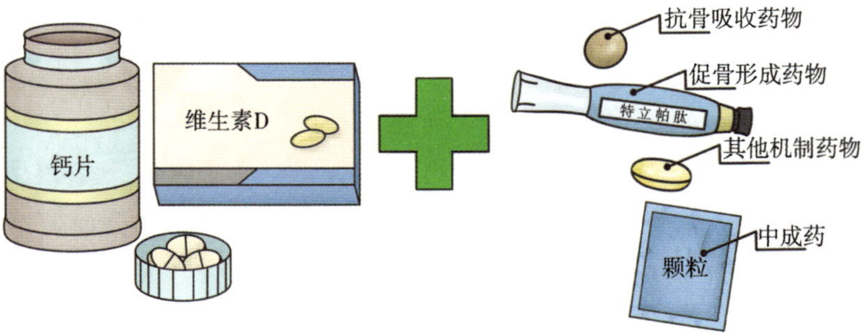

## 五、治疗骨质疏松症有哪些注意事项？

需要注意的是，加强营养、规律运动、补充钙剂和维生素 D 是骨质疏松症治疗的基石，不能因为用了抗骨质疏松症的药物就停服钙剂和维生素 D，或者忽略了饮食和运动的重要性。

没有特效药可以短期内治愈骨质疏松症，抗骨质疏松症的治疗是“持久战”，要做好长期治疗的准备。在治疗的同时，要注意定期复查血生化和骨转换标志物、骨密度等，评估治疗效果。

双能X线骨密度检查

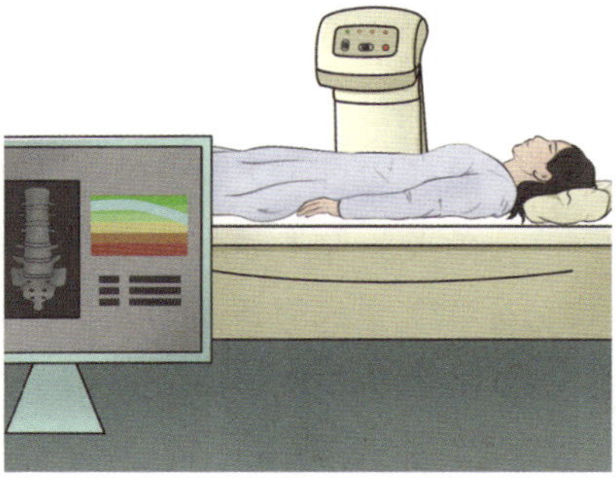

各种药物的使用周期不同，有的应用不能超过两年，有的可能三五年停用，有的要长期应用。大多数药物停药后要序贯应用其他药物，有的停药后需要观察数年，所以不要自行停药，要在医生的指导下进行。


**张晓黎** 内分泌与代谢病科 主任医师

擅长领域

擅长糖尿病及并发症、骨质疏松症、甲状腺疾病、垂体类疾病、肾上腺疾病等内分泌代谢病。

门诊时间

周一、周三上午，周五全天

山东大学齐鲁医院
QILU HOSPITAL OF SHANDONG UNIVERSITY


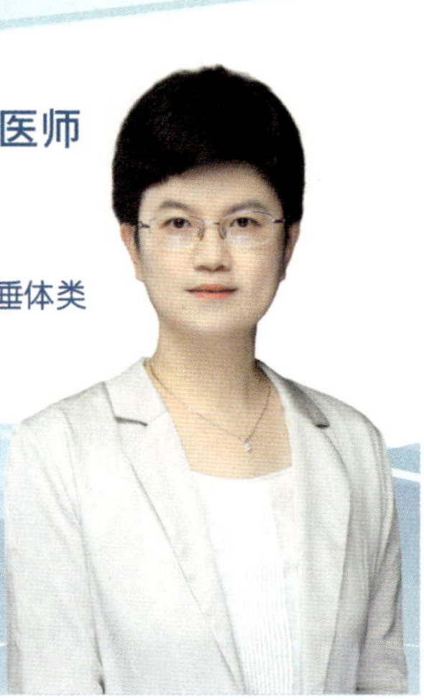

# “挺直腰杆”能预防脊柱侧凸吗?

□ 骨科 / 刘新宇

从小妈妈就告诉我,

写作业的时候要坐直。

高低肩、骨盆倾斜、久坐后背部疼痛,

没准是脊柱侧凸惹的祸。

继近视和肥胖后,脊柱侧凸已经成为危害儿童和青少年身体健康的第三大“杀手”。

关于脊柱侧凸,看看齐鲁医院专家怎么说……

## 一、脊柱侧凸是什么?

脊柱侧凸又称“脊柱侧弯”,是一种由于脊柱异常弯曲引起脊柱外观异常并伴随其他症状的疾病。脊柱 X 线平片显示脊柱在冠状面偏离中线造成弯曲,角度大于 10°。

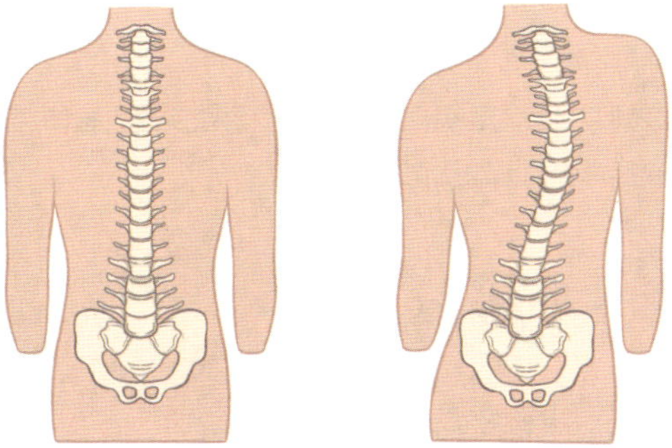

脊柱侧凸主要分为先天性、特发性、神经肌肉型以及神经纤维瘤病合并脊柱侧凸、间充质病变合并脊柱侧凸等类型。

## 二、脊柱侧凸的原因有哪些？

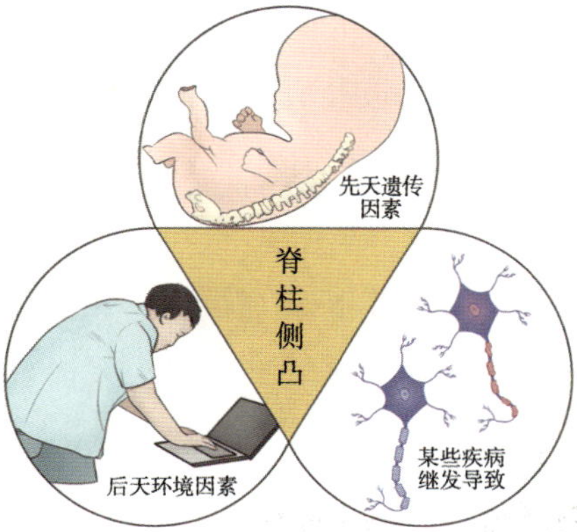


不同类型的脊柱侧凸其病因也不同，主要包括先天遗传因素、后天环境因素、某些疾病继发导致等多种原因。脊柱侧凸的全球患病率为3%～5%。大约有65%的脊柱侧凸患者是特发性，即不明原因导致的，约15%是先天性的，约10%继发于神经肌肉疾病。

## 三、脊柱侧凸有哪些症状？

儿童、青少年是脊柱侧凸最常见的发病群体，通常背痛并不会出现在儿童和青少年群体，最为关键的迹象是身体缺乏对称性。两侧肩膀不等高，胸廓或臀部的一侧更突出或者胸廓不对称，脊柱偏离中线，都表明孩子可能患了脊柱侧凸。但要注意的是，身体有不对称也未必就是脊柱侧凸。一旦发现不对称，需要立即前往医院，做进一步检查。

身体缺乏对称性

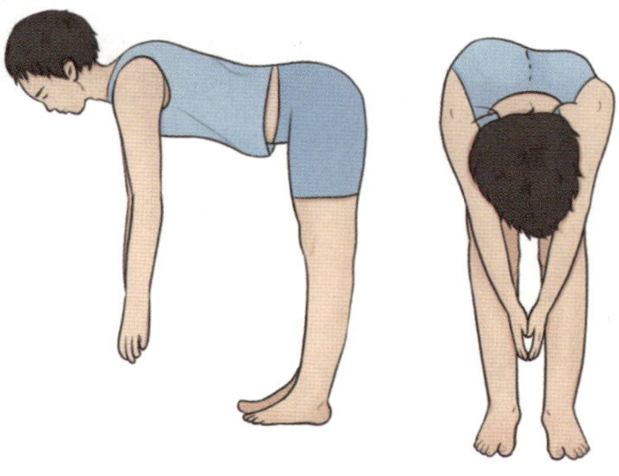

## 四、脊柱侧凸严重吗?

脊柱侧凸是一种具有快速进展风险的疾病，除外观异常外，部分患者还会合并心、肺发育不全等其他系统疾病，影响患者生活质量。因此，及早诊断与治疗极为重要。

对于尚未出生的胎儿，若其父母及家族具有先天性脊柱侧凸病史或患有综合征性脊柱畸形疾病，应尽早对家庭成员进行基因检测以明确遗传风险。

对于健康的青少年群体，应定期随访观察脊柱生长发育情况，一旦发现明显肩部、髋部不对称，上下肢不等长或异常肩胛区隆起等，应及时就医，以免延误治疗。

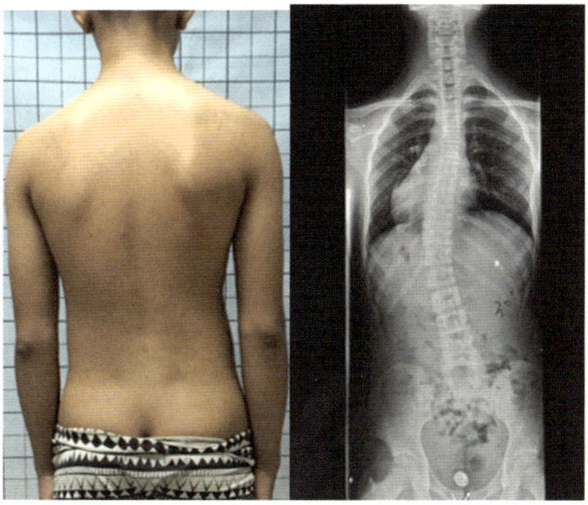

## 五、儿童、青少年怎样做才能保护好脊柱?

脊柱侧凸的种类有很多，对于结构性和器质性脊柱侧凸，通常在日常生活中难以预防，而对于姿势性脊柱侧凸，我们可以通过培养良好的习惯进行预防。有时候孩子把书包放到椅子上，书包占据了椅面的一半，孩子身体靠不到椅背上，对脊柱无法形成有效的支撑。习惯这种坐姿后，弯腰、驼背、脊柱病变发生的风险也就增加了。因此，为预防脊柱侧凸，应做到以下几点：

（1）保持正确的姿势，纠正孩子不良的姿势习惯，不跷二郎腿。从坐姿、站姿、睡姿到行走的姿势都要注意。

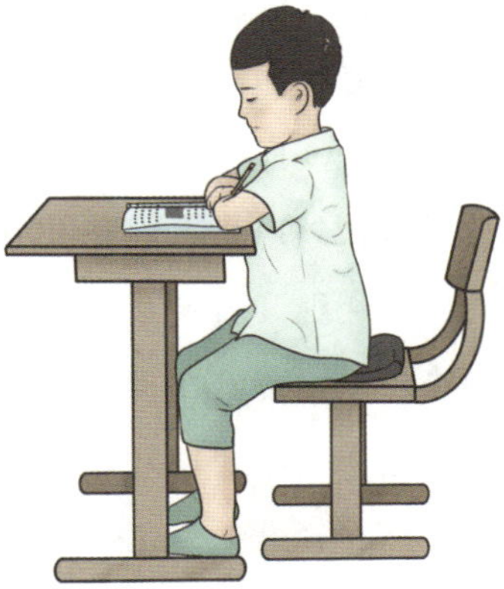

（2）睡觉的床不能太软，枕头不能过高，因易引起脊柱形态发生改变。

（3）青少年背书包时重量不能太重，尽量使用双肩背包。

（4）积极参加锻炼，多锻炼项背肌和腰背肌，有助于脊柱侧凸的矫正以及减少颈痛和腰背痛的发生率。

**刘新宇** 骨科 主任医师

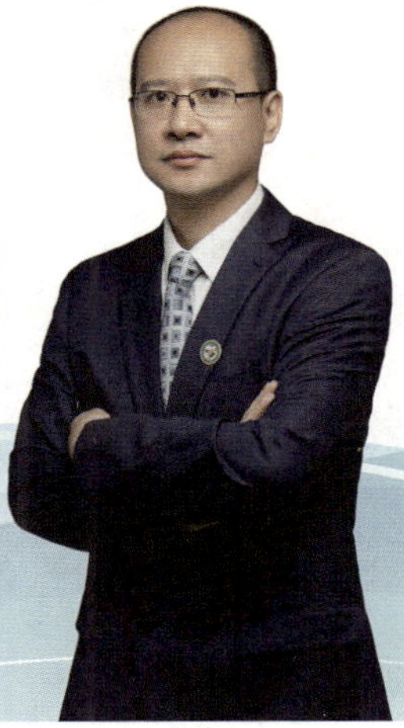

**擅长领域**

擅长脊柱退行性疾病的微创手术及脊柱畸形矫正基础和临床工作。主要研究方向为腰椎退变机制及新型生物材料研发、脊柱畸形分子发病机制及临床研究、手术机器人及人工智能软件研发等。

**门诊时间**

周二全天、周三上午、周四上午

山东大学齐鲁医院
QILU HOSPITAL OF SHANDONG UNIVERSITY

# 团队介绍

山东大学齐鲁医院骨科深耕脊柱侧凸领域多年，目前已形成专业的脊柱侧凸医疗团队。科室现拥有骨科机器人、手术导航系统、脊柱超声仪、G 形臂、O 形臂、C 形臂、脊柱手术神经电位监护系统、脊柱外科磨钻、显微镜、超声骨刀等先进医疗设备。自 2009 年以来，齐鲁医院骨科脊柱畸形专业相继开展“蛋壳”技术截骨矫形治疗脊柱侧后凸、小切口 Schwab 四级截骨结合经皮椎弓根螺钉治疗脊柱后凸、空心去旋转螺钉治疗脊柱侧凸等工作，取得良好效果。2019 年，齐鲁医院骨科引入手术机器人，用于脊柱畸形矫正，2020 年采用 O 形臂结合机器人导航用于畸形矫正，2021 年完成全国首例无导针全程可视化螺钉置入。

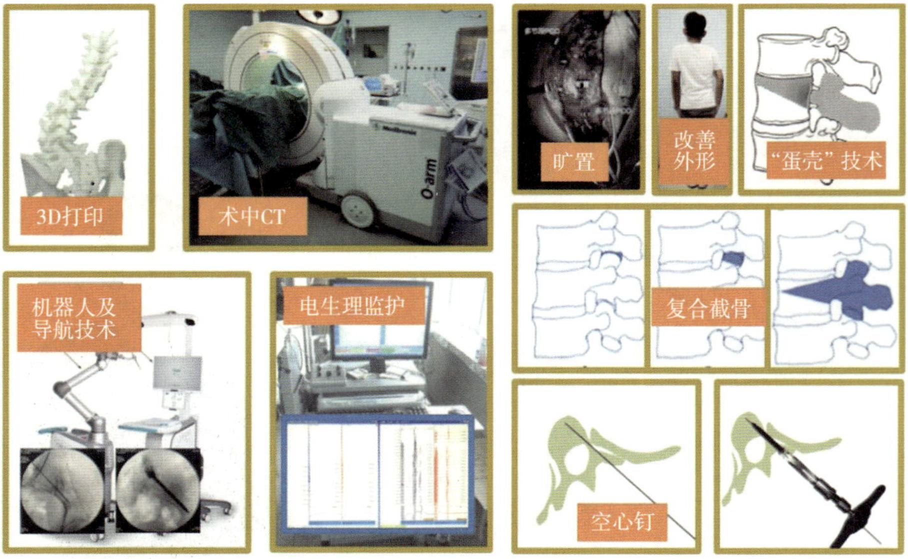


脊柱畸形矫正手术整体安全策略

随着齐鲁医院脊柱外科对于脊柱畸形矫正专业数十年的探索与钻研，结合近二十年新技术的广泛应用与开展，目前科室对脊柱畸形矫正已经形成了一套完善的手术安全策略，手术安全性大大提高，在今后将继续发展并为患者提供更好的技术与服务。目前，齐鲁医院是“山东省肢体残疾儿童矫治手术康复救助项目”定点医院、“白求恩·脊柱畸形筛查与救治项目”合作医院、“爱的支撑——脊柱畸形矫正爱心捐助公益项目”指定医院、智善公益基金会“中国梦·脊梁工程”定点合作医院，对于脊柱畸形的诊治逐渐走向成熟并取得了一系列成绩、成就。

2024 年 5 月，齐鲁医院脊柱外科正式成立脊柱矫形亚专业组，领衔专家为刘新宇教授，组长为原所茂副主任医师，副组长为王连雷副教授、部献雷主治医师。团队具有多年脊柱侧凸诊疗经验，尤擅于各类脊柱侧凸的矫形手术治疗及术前术后保守治疗、康复治疗。脊柱矫形亚专业组年均完成各类脊柱畸形矫形手术数百例，其脊柱畸形相关科学研究得到国家级、省部级等多个项目支持，获得脊柱畸形矫形相关专利多项，在脊柱畸形的诊断、保守治疗、手术治疗等领域均得到省内外专家的高度认可。

为更好地服务脊柱侧凸患者，提供优质的脊柱侧凸相关诊疗服务，齐鲁医院为各类型、各年龄段脊柱侧凸患者设立了脊柱侧凸专病门诊。目前，脊柱侧凸专病门诊打造了一体化工作室并建立了结构化信息整理系统，具有脊柱超声、光传感测量仪、表面柔性电极肌电监测分析系统等国际先进设备，可以即时、无创评估患者情况及各种治疗的疗效，提供专业的临床诊疗服务。

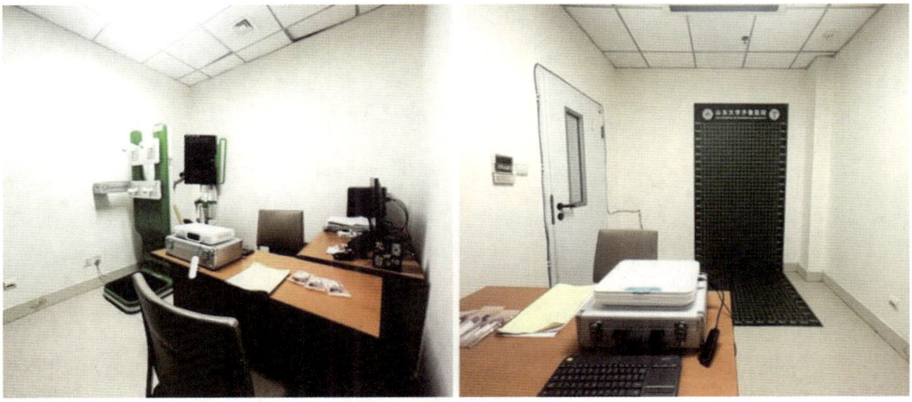

脊柱侧凸专病门诊

# “男”言之隐别硬扛

□ 泌尿外科 / 史本康

以前是“飞流直下”，
现在是“滴答滴答”。
长夜漫漫，
尿完仍然“意犹未尽”……
刚提上裤子，
又有“内存”了。

尿频、尿急、排尿费力，这是很多人都会遇到的问题，随着年龄的增长，又不好意思就医，症状可能会越拖越严重。

这是咋了？看看齐鲁医院专家怎么说……

## 一、前列腺是什么？

前列腺是男性最大的附属性腺，也是只有男性才拥有的器官，按照从前往后的顺序，它排列在膀胱前面，所以起名叫“前列腺”。前列腺位于尿生殖膈和膀胱之间，包绕尿道根部。前列腺为男性体内重要的器官之一，功能较多，有排尿功能、性功能、内分泌功能、生殖功能等。

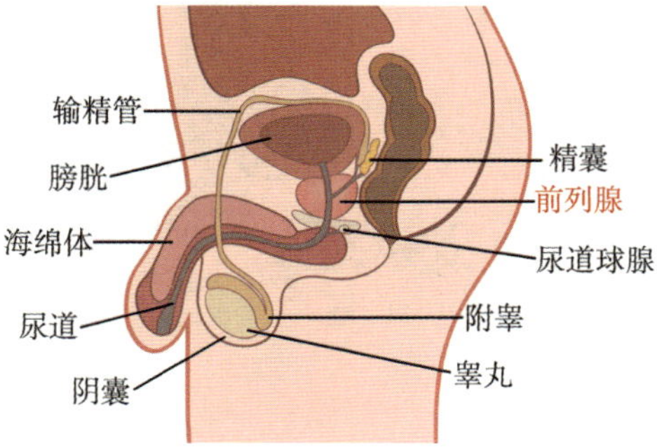

随着年龄的增长，很多健康问题也会随之而来。前列腺有可能会发生前列腺炎、前列腺增生、前列腺癌等疾病。前列腺增生是中老年男性的常见疾病，有数据显示，男性在45岁以后前列腺可出现不同程度的增生，50岁以后多开始出现临床症状。面对夜尿增多、尿频、尿急、排尿费力等症状，很多老人不好意思开口与人交流或去看医生，常默默承受着疾病所带来的痛苦。

## 二、前列腺增生是否一定要去治疗？

很多老年朋友都有不同程度的前列腺增生，但如果没有影响排尿，不必处理。

如果患者出现以下情况需要行外科手术治疗：①经药物治疗无效，排尿困难等症状影响生活质量；②反复尿潴留（比如反复插尿管）；③前列腺增生引起血尿等。如果任其发展，可能会出现肾积水、尿毒症等严重后果。

## 三、前列腺增生的治疗方法有哪些？

前列腺增生的治疗方法一般分为药物治疗和手术治疗。

药物治疗的药物包括α受体阻断剂、5α-还原酶抑制剂等。

手术治疗包括经尿道前列腺切除术、激光剜除、前列腺动脉栓塞术、水蒸气热消融、尿道支架置入等。其中，前列腺动脉栓塞术、水蒸气热消融、尿道支架置入等是风险相对较低的微创方案。

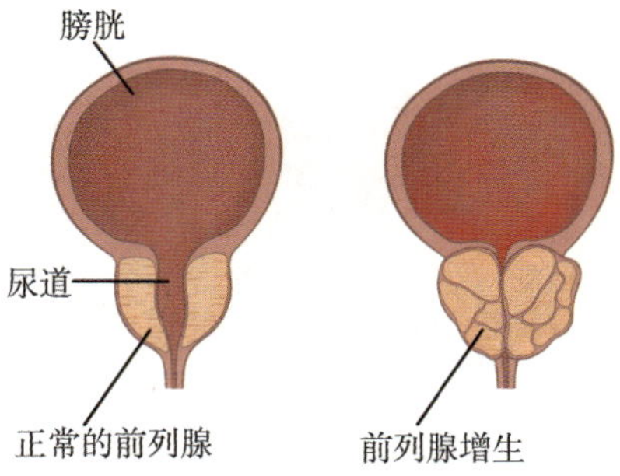


## 四、前列腺增生、前列腺炎会发展成前列腺癌吗？

近年来，前列腺癌的发病率呈显著上升趋势，正逐步成为影响我国中老年男性健康的重要疾病。前列腺癌是全球男性第二常见的恶性肿瘤，占男性新发肿瘤的15%。在美国，前列腺癌发病率位居男性癌症发病首位。根据中国国家癌症中心和国际癌症研究机构发布的数据显示，2022年我国前列腺癌发病率在男性恶性肿瘤中位居第6位，死亡率为4.19/10万，居第9位。

前列腺增生是良性疾病，随着年龄的增长，发病率逐渐增加，50岁以上人群的发病率为50%，80岁以上为80%。

前列腺增生也与雄激素刺激有关。前列腺炎的致病因素有病原体感染性因素或某些非感染性因素。虽然这两个因素和前列腺癌没有必然的关系，但是它们也都会在一定程度上造成前列腺特异性抗原（PSA）的轻度升高，也会有类似的症状，比如尿潴留、尿频等。很多前列腺增生患者合并前列腺癌，容易漏诊。

## 五、前列腺癌和前列腺增生与年龄有关系吗？

目前，确认的前列腺癌的危险因素有年龄、种族、家族史，也可能与高脂肪饮食等因素有关。不过，有些人患前列腺癌，但是病灶很小，不会有症状，发展很慢，不影响生存和生活质量。

## 六、出现哪些症状，要格外警惕前列腺癌的可能？

早期前列腺癌患者可无症状，随肿瘤进展，患者症状表现为三方面：

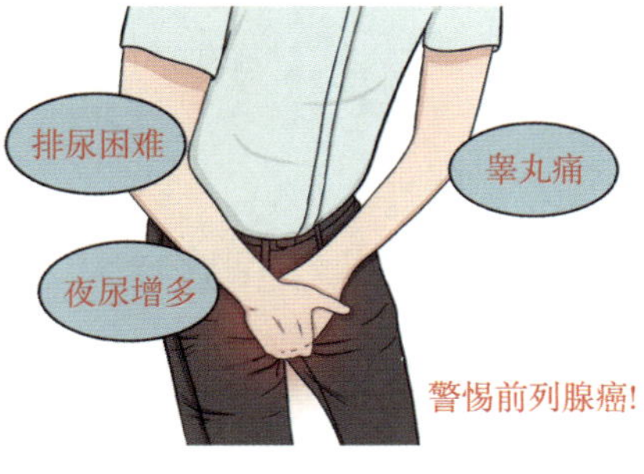


（1）膀胱出口梗阻症状：排尿困难、夜尿增多、膀胱刺激征，严重者尿潴留。

（2）局部浸润症状：腰疼、睾丸痛、上尿路梗阻。

（3）转移性症状：淋巴结转移、骨痛、骨折等。

出现这些症状提示可能已经处于局部晚期或转移，已经影响患者的生存和生活质量了。

## 七、前列腺癌的整体预后如何？

前列腺癌整体来讲，由于早期发现的治疗方法多，10 年生存率为 90% 以上。

但是，还要区别对待一些亚型，根据大小、侵犯范围、PSA 数值、病理格利森（Gleason）评分等来判断生物学行为。有些前列腺癌生物学行为好、发展慢，有些则进展较快。

## 八、前列腺癌有哪些检查手段？

前列腺癌一般不容易被发现，常用的筛查手段是血清 PSA 检查。筛查异常的患者，可以根据情况再进行直肠指诊、前列腺磁共振检查等。如果怀疑前列腺癌则需要进行前列腺穿刺活检进行病理确认。

前列腺穿刺活检

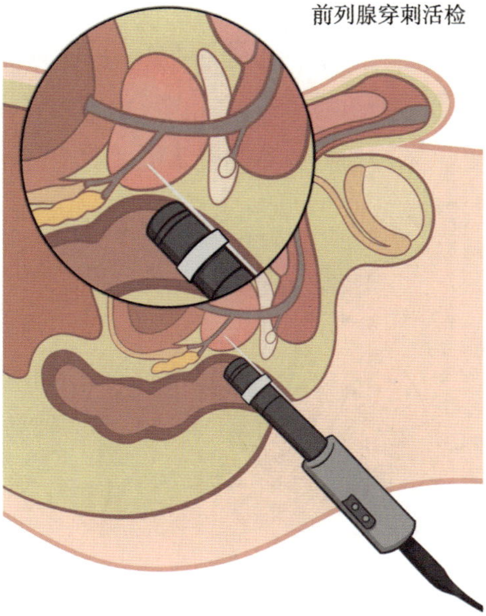

确诊前列腺癌后还需要进行全身检查，排除转移，例如骨扫描排除骨转移，全身 CT 检查排除淋巴结与内脏转移。如果条件允许也可以到医院进行 PSMA-PET/CT（前列腺特异性膜抗原正电子发射体层成像/计算机体层成像）的检查，更加精准地评估。

一般来说，对前列腺癌高危人群要尽早开展血清 PSA 检查。

高危人群包括：

（1）年龄大于 50 岁的男性。

（2）年龄大于 45 岁且有前列腺癌家族史的男性。

（3）年龄大于 40 岁且基线 PSA 大于 1 纳克/毫升的男性。

一般来说，血清 PSA 检查应每 2 年进行 1 次，根据患者的年龄和身体状况决定 PSA 检查的终止时间。

## 九、当前对于前列腺癌都有哪些治疗手段？

前列腺癌要根据疾病的危险分组来指导治疗。美国国立综合癌症网络发布的指南中，根据前列腺癌的肿瘤分期、病理组织学分级、PSA 值以及前列腺穿刺活检情况等将其进行危险度分级，具体分为极低风险、低风险、中危、高危、极高危 5 个等级。根据患者的并发症等情况预估寿命，评估是否治疗和如何治疗。

对于局限性前列腺癌，以局部治疗为主，比如根治性前列腺切除术、根治性外放射治疗等。

对于中危、高危等级的前列腺癌，一般需要局部治疗联合内分泌治疗。

对于晚期的前列腺癌，根据情况选择化疗、靶向治疗甚至免疫治疗等。

## 十、治疗前列腺癌的手术方式有哪几种？手术风险高吗？

治疗前列腺癌的手术方式有局灶治疗和根治手术。局灶治疗相较于根治手术来说创伤小，但肿瘤控制效果可能不如根治手术；根治手术有多种方式，包括开放性手术、腹腔镜手术、机器人辅助腹腔镜手术等。相对而言，机器人辅助腹腔镜手术更加精细，创伤更小。

机器人手术

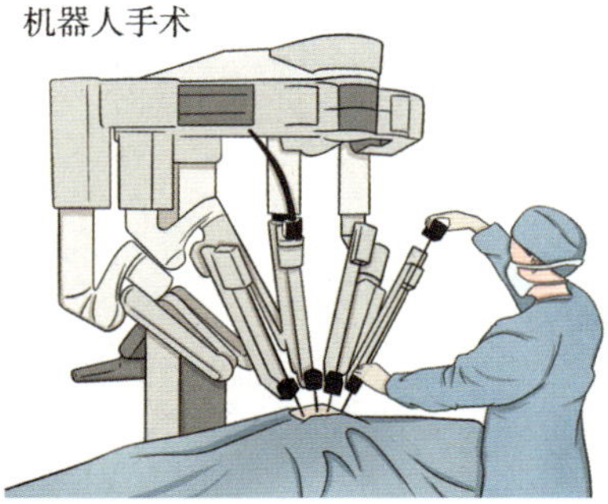

## 十一、对于晚期的前列腺癌，治疗有没有什么新突破？

（1）靶向治疗：针对有明确基因突变的前列腺癌。

（2）化疗、靶向治疗：针对有骨转移的患者，应用破骨细胞抑制剂、新型的 α 粒子放射疗法等。

（3）免疫治疗：极少一部分患者有特殊的基因 MSI（微卫星不稳定）状态，这类患者可采用免疫治疗。

## 十二、如何正确面对前列腺癌？

对于患者及家属而言，得了前列腺癌首先不要恐慌，要正确面对，把前列腺癌当作慢性病一样长期管理。通俗地讲，就像对待糖尿病、高血压等慢性病一样，保持良好的生活习惯、饮食习惯，拥有好的心情，适当运动，科学治疗。

**史本康** 泌尿外科 主任医师

**擅长领域**

泌尿男生殖系肿瘤的早期诊断和综合治疗、机器人腹腔镜微创手术、前列腺疾病与排尿功能障碍诊治。

**门诊时间**

周一上午、周二上午、周三上午

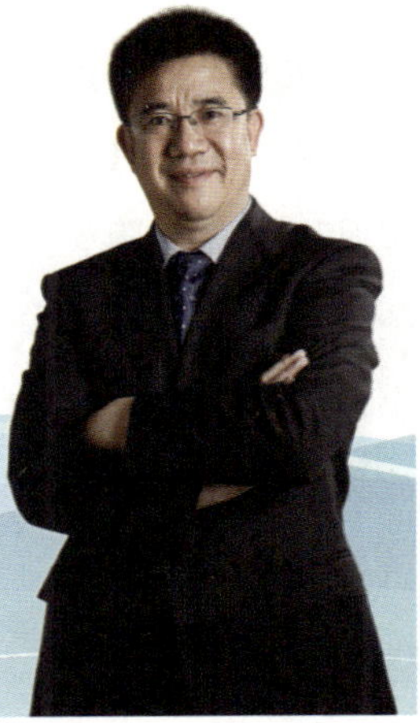

山东大学齐鲁医院
QILU HOSPITAL OF SHANDONG UNIVERSITY

# “蛋蛋”隐身，“小鸡”戴帽，手术时机很重要！

□ 小儿外科 / 李爱武

“大夫啊，我宝贝孙子的小蛋蛋哪儿去了，怎么看不见、摸不着啊？”

“医生，为什么我孩子的‘小鸡’和别的孩子不一样呢？”

“‘小鸡’的‘外衣’怎么无法脱下来呢？！”

其实，小男孩也有难言之隐。

迷路的“蛋蛋”和“小鸡”无法脱衣让家长们郁郁寡欢，

这就是小男孩最常见的问题——儿童隐睾和包茎。

如果不早治疗，还可导致成年后不育等后果。

要解决这些问题，看看齐鲁医院专家怎么说……

## 一、摸不到小蛋蛋——隐睾

在胚胎第 7 周的时候，原始生殖嵴的皮质退化，髓质发育成了睾丸。在胚胎第 7 个月的时候，睾丸下端与阴囊底部的引带引导着睾丸从腹腔的肾脏下方降入阴囊内。

如果睾丸在下降的过程中出现异常，而停留在了下降的旅途中，最后没有到达阴囊，就是隐睾。

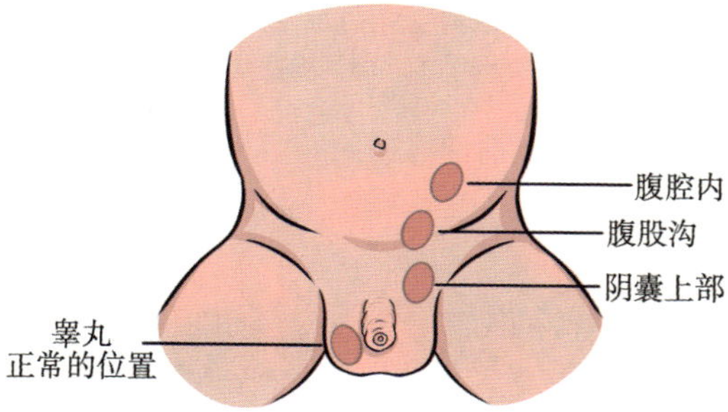

（一）“迷路”的“蛋蛋”去哪里了？

“迷路”的“蛋蛋”可以位于下降过程中的任何位置，比如腹腔内、腹股沟、阴囊上部。还有一些孩子的“蛋蛋”在下降过程中，因为发育障碍逐渐萎缩消失，仅剩睾丸遗迹。

除了这些情况，还有一些“蛋蛋”会出现“走错路”的情况。睾丸在引带末端的其他分支的牵引下，下降至耻骨部、会阴部或股部，就形成了异位睾丸。

（二）隐睾通常还会有哪些临床表现？

隐睾最直接的表现就是在阴囊里看不到也摸不到睾丸，阴囊也因为没有受到睾丸的刺激，常常发育得不好。

大多数隐睾的孩子没有任何的不适感，仅有少数比较大的儿童偶有胀痛等不适感。

但是隐睾常常和鞘状突未闭一起出现，所以很多隐睾的孩子可以出现鞘膜积液或者腹股沟斜疝。

（三）不同情况的隐睾会有哪些危害？

患儿更容易罹患睾丸生殖细胞肿瘤，这是一类恶性肿瘤，且睾丸的位置越高，癌变的可能性越大。

因不当的温度及环境导致患儿生精能力和精子活性受损，严重者会导致不育症。

患儿更易发生睾丸扭转，若睾丸扭转后不及时处理，睾丸可能因血液循环障碍而发生坏死。

异位的睾丸，尤其是位于腹股沟区域的睾丸，更容易因外伤被耻骨结节冲击，发生睾丸损伤。

（四）做什么检查能够及时发现隐睾？

根据患儿的临床表现和体格检查基本可以确诊隐睾，也就是在阴囊内摸不到“蛋蛋”。

检查时将患儿置于平卧位或双腿交叉卧位，在腹股沟区采用“挤牛奶样”手法从腹股沟管内环口向阴囊方向推挤睾丸。若能将睾丸推入阴囊，但松手后睾丸又退缩回腹股沟区，称为滑动性睾丸，属于隐睾范畴；若松手后睾丸能在阴囊内停留，称为回缩性睾丸，非真性隐睾。

对阴囊内摸不到睾丸者，首先使用超声作为筛选方法，磁共振（MRI）和腹腔镜在高位隐睾的诊断中有相当的价值。

（五）隐睾该如何治疗？

隐睾的治疗分为激素治疗和手术治疗。激素治疗不良反应多，效果有待于观察。手术治疗仍是最有效的治疗方式，手术方式有开放性手术及微创手术，具体应根据患儿睾丸位置的高低来决定。

小于6月龄的儿童，可以暂时先观察。有研究表明，出生后6个月内睾丸还有自发下降到阴囊的可能，因此这一阶段以观察为主。

大于6月龄的儿童，建议积极行手术治疗，最好在18月龄前得到处理。手术方案的选择应根据隐睾的位置而定，可选择常规的开放性手术，还可选择腹腔镜手术。

（六）腹腔镜手术和开放性手术有什么区别？

腹腔镜手术：难以触及的隐睾首选腹腔镜手术，相对于开放性手术来说，腹腔镜手术创伤小、手术时间短、恢复速度更快，最大限度地松解精索血管到高位，避免损伤精索、精索管和睾丸动脉，尽最大可能将睾丸一次下降固定到阴囊内。

开放性手术：切口较腹腔镜手术大，对于高位隐睾探查困难。低位隐睾（阴囊上方）可选开放性手术，切口为3～4厘米。

（七）隐睾是不是越早治疗效果越好？

治疗年龄建议自6月龄开始，最好在12月龄前，最晚在18月龄前完成。治疗时机会影响患儿成年后精子生成、激素分泌情况，治疗晚会增加发生肿瘤的风险。

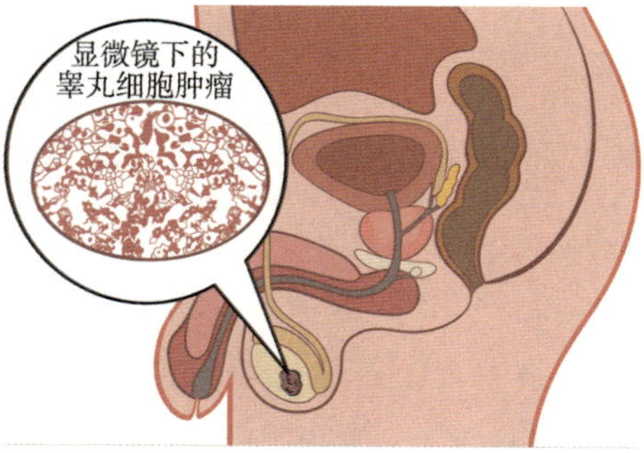


（八）经过治疗后，隐睾都能长成正常睾丸吗？

经过治疗后，隐睾不一定都能长成正常睾丸，所以术后需要定期复查有无睾丸萎缩、回缩、恶变等。从术后的预后来看，经过及时纠正后，单侧隐睾的生育率与正常男孩基本相同，但双侧隐睾的患儿生育率则显著下降。

从长远来看，隐睾患儿以后发生睾丸生殖细胞肿瘤的风险也将增加 5～10 倍，尤其是腹腔内隐睾或者双侧隐睾患儿。而早期给予手术治疗的患儿虽然可在一定程度上降低睾丸癌变的概率，但是发生癌变的概率仍比正常人要高。

## 二、隐藏起来的“小鸡”——小儿包茎

正常情况下小儿包皮可被推到冠状沟位置，即阴茎头可以完全露出。小儿包茎多因包皮口过小，包皮口将龟头完全覆盖，即使通过手推包皮仍不能暴露冠状沟，就是包茎。

（一）如何区分正常阴茎、包皮过长、包茎和隐匿阴茎

正常阴茎指阴茎位置、大小正常，上翻可以完全显露阴茎头。

包皮过长是指包皮覆盖整个阴茎头部及尿道外口，但能上翻显露尿道口和龟头。

包茎指阴茎包皮口狭小，不能上翻露出阴茎头及尿道外口。

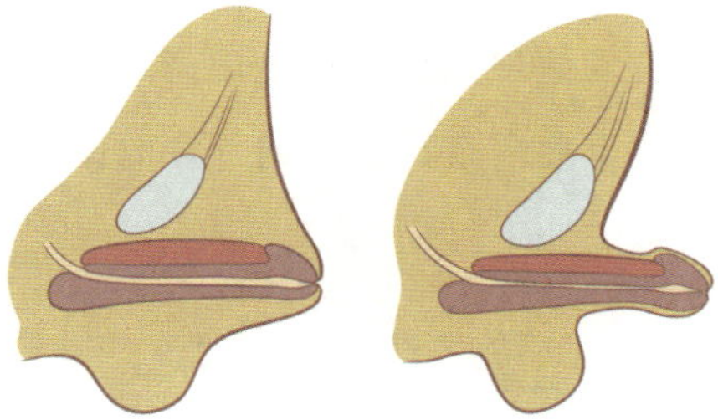

隐匿阴茎　　正常的阴茎

隐匿阴茎是指阴茎隐匿于耻骨前皮下脂肪层内，阴茎外观短小，包皮似鸟嘴样，与阴茎体不附着，向后挤压阴茎周围皮肤可显露正常阴茎体。

（二）包茎都需要处理吗？

正常来讲，很多婴幼儿早期都处于生理性包茎期，即孩子小时候包皮口狭窄，这种情况如果孩子没有不适症状，可以暂时不用特殊处理。但是，随着孩子长大，包皮口应该会慢慢变得比较松弛，容易上翻。总的来说，90%的生理性包茎 3～5 岁可以自愈，所以不是所有的包茎都需要处理。

（三）哪些包茎需要处理？

（1）反复出现包皮龟头炎。部分孩子在尿尿的时候，前端像气球一样鼓起，尿尿也细得像一条线，往往需要用力才能尿出来，这种状态容易造

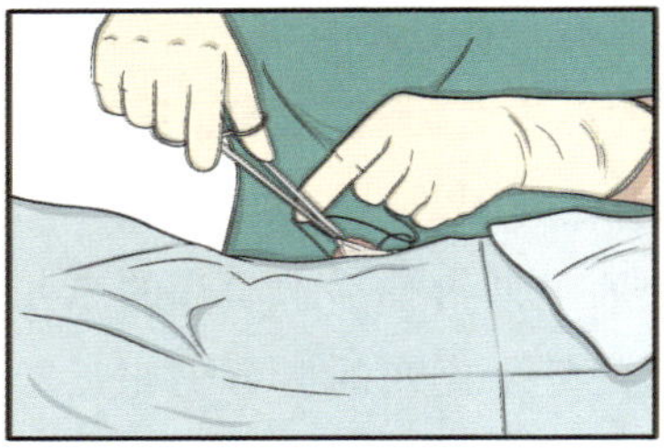

手术治疗

成泌尿道感染，严重者可能会对肾脏造成影响。

（2）部分男孩进入青春期后，如包皮口狭小，上翻时仍不能露出龟头和尿道口，且勃起时疼痛，这可能会影响阴茎的发育。

（四）什么时候处理包茎比较合适？

婴幼儿期的生理性包茎，如无排尿困难、感染等可不必治疗。

3岁以后仍有包茎者应适当治疗，包括非手术治疗和手术治疗。非手术治疗包括手法翻转、包皮口扩张等；手术治疗主要为包皮环切术。

（五）做完手术后，孩子会恢复正常吗？

很多患儿因“小鸡”局部既往有反复瘙痒、红肿，或者有明显排尿鼓包等情况来就诊，绝大多数患儿在及时行手术治疗后，预后良好，患儿局部症状即可慢慢消失，生活正常，术后应注意会阴部卫生，每日及时清洗。

少数患儿也可能出现切口感染、切口裂开和瘢痕性包茎等并发症，因此手术后需要定期随访一段时间。

## 李爱武 小儿外科 主任医师

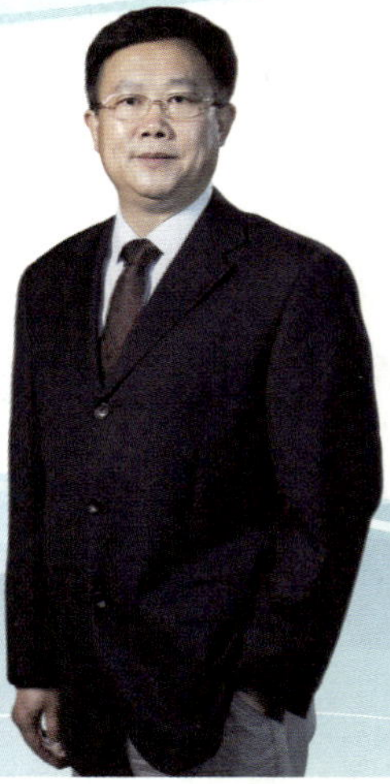

**擅长领域**

擅长腹腔镜、胸腔镜、微创治疗儿童普外、儿童泌尿、儿童胸外、儿童肿瘤、新生儿等各种疾病，国际首创改良腹腔镜气膀胱输尿管乳头式移植术、经造瘘口单孔巨结肠根治术。

**门诊时间**

周三全天

山东大学齐鲁医院
QILU HOSPITAL OF SHANDONG UNIVERSITY

# 发现就晚期，肝癌还能怎么办？

□ 肝病科 / 王凯

开始埋头苦“肝”，

然后同“肝”共苦，

始终不“肝”示弱，

最后“肝”拜下风……

中国是肝癌大国，超七成患者发现时就是中、晚期。

肝癌的有效治疗手段有哪些，晚期肝癌又该如何治疗？看看齐鲁医院专家怎么说……

## 一、大多数肝癌是如何被发现的？有什么症状吗？

原发性肝癌起病隐匿，早期症状常不明显，故也称亚临床期。出现典型的临床症状和体征时一般已属中、晚期，错过了手术治疗时机，治疗起来比较困难。临床上，有些患者因为出现了症状，在就诊时被发现。随着体检的普及，有些患者是在体检时被发现的。

中、晚期肝癌患者的典型的临床表现包括：

（1）肝区疼痛，多是由于肿瘤迅速增长使肝包膜被牵拉所致。

（2）消化道症状，如食欲减退、腹胀、恶心、呕吐等。

（3）黄疸一般出现在肝癌晚期，恶性肿瘤的全身表现为进行性乏力、消瘦、发热、营养不良、恶病质等。

（4）可能出现伴癌综合征，以自发性低血糖、红细胞增多症为多见。

（5）可能出现高钙血症、高脂血症、类癌综合征、血小板增多、高纤维蛋白原血症等表现。

（6）如果出现肝外转移，可有转移部位相应的症状和体征，如转移到肺可引起咳痰、咯血等。

## 二、我国肝癌的发病情况

我国是肝癌的高发国家，肝癌病例约占全球的55%。国内肝癌发病率沿海高于内地，东南和东北地区高于西北和西南地区。

病毒性肝炎是原发性肝癌诸多致病因素中的最主要因素，其中以慢性乙型和丙型肝炎最为常见。我国肝癌患者中，乙型肝炎病毒（HBV）的检出率高达90%，而在欧美及日本肝癌患者中，丙型肝炎病毒（HCV）的检出率高。70%的原发性肝癌是在肝硬化的基础上发生的，而且多数是由慢性乙型或丙型肝炎发展为肝硬化。

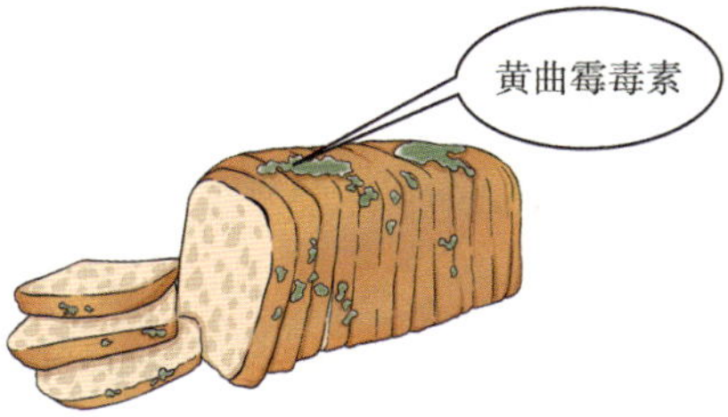


其他因素还有长期食用被黄曲霉毒素污染的食品，长期接触氯乙烯、亚硝胺类、偶氮芥类、苯酚、有机氯农药等化学物质，血吸虫及华支睾吸虫感染，长期饮用污染水、藻类异常繁殖的河沟水，长期接触香烟中的多环芳烃、亚硝胺和尼古丁。长期酗酒者肝癌的发病风险也会增加。

## 三、针对晚期肝癌，有哪些有效的治疗手段？

晚期肝癌患者的平均生存时间一般为3～6个月。肝癌患者的预后主要取决于能否早期诊断和早期治疗，肝癌切除后5年生存率为30%～50%。

晚期肝癌的治疗手段有很多，主要包括介入治疗（肝动脉插管化疗栓塞术）、局部消融治疗（包括射频消融治疗、微波消融治疗、经皮穿刺瘤内注射无水乙醇等)、放射治疗、生物治疗、分子靶向治疗、中医治疗等。

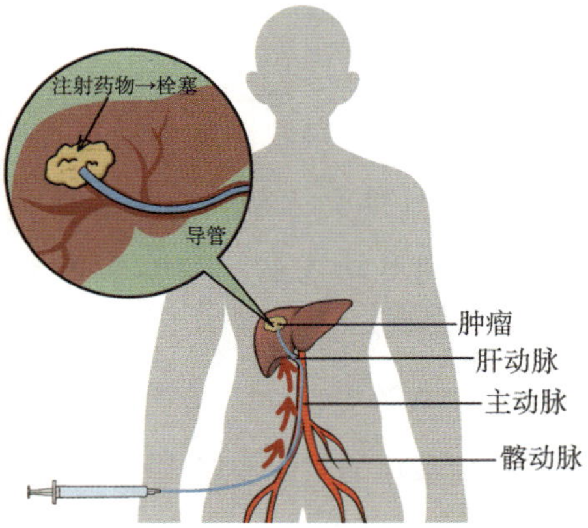


## 四、所有肝癌患者都适用介入治疗吗?

肝动脉插管化疗栓塞术是部分肝癌患者的首选治疗方式之一，术前应该严格把握适应证。它主要适用于不能手术的中、晚期肝癌患者，及其他原因不能或者不愿意接受手术者。肝功能 Child-Pugh 分级为 C 级、严重门静脉高压、已发生多发转移、肿瘤范围占全肝 70%以上，以及合并感染等严重情况是肝动脉插管化疗栓塞术的禁忌证。

## 五、哪种情况的肝癌优先采用射频消融治疗?

肝癌射频消融治疗是目前临床上应用非常广泛的一种肝癌微创治疗方法，主要适用于最大直径不超过 5 厘米的单发肿瘤，或最大直径不超过 3 厘米、3 个以内的多发肿瘤，没有血管、胆管、邻近器官侵犯和远处转移，肝功能 Child-Pugh 分级为 A 级或 B 级的早期肝癌患者。对于直径不超过 3 厘米的单发肿瘤可获得根治性消融的效果。

## 六、哪些肝癌患者适合行手术切除治疗？

手术切除的必要条件是患者一般状况良好，无明显肝、肾等重要器官的疾病，肝功能 Child-Pugh 分级为 A 级，或虽然是 B 级但经过短期治疗后能恢复到 A 级，而且定期肝功能试验基本在正常范围以内，无肝外转移。

根治性切除的局部条件是单发肝癌，表面较光滑，周围界限较清晰，或者有假包膜形成，受肿瘤破坏的组织小于 30%；或虽然大于 50%，但无瘤侧肝脏明显代偿增大达全肝组织的 50% 以上；或者多发肿瘤未超过 3 个，且局限在肝脏的一段或一叶内。

## 七、靶向和免疫治疗、中医治疗在肝癌中的应用

靶向和免疫治疗对肿瘤有一定的抑制作用，但往往容易产生耐药而导致疗效欠佳，同时容易产生一些严重的不良反应。临床上有很多患者因为应用靶向治疗药物出现胆红素明显升高，甚至肝衰竭、死亡；部分患者出现血小板减少，直至严重出血死亡；部分患者出现严重的消化道症状如厌食、顽固性腹泻、顽固性便秘等；部分患者出现心肌损害，甚至心肌梗死等。

根据临床实践，中医治疗对中、晚期肝癌患者疗效比靶向治疗更好，外科手术后或微波消融治疗后配合中医治疗可明显延长带瘤生存期，生存 8 年以上的患者有很多。

## 八、高危人群是否需要定期筛查？建议的检查手段有哪些？

慢性肝病患者为肝癌的高危人群，需要进行定期筛查以早期发现肝癌，以免错过最佳治疗时机。乙肝患者查体时发现肝脏包块，要高度警惕

肝癌的可能，要进行进一步的诊断和鉴别诊断。

筛查手段主要包括腹部超声和肿瘤标志物检查。

腹部超声

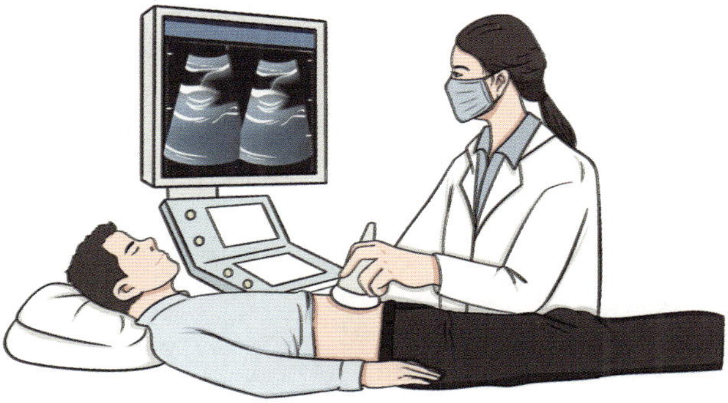

## 王 凯 肝病科 主任医师

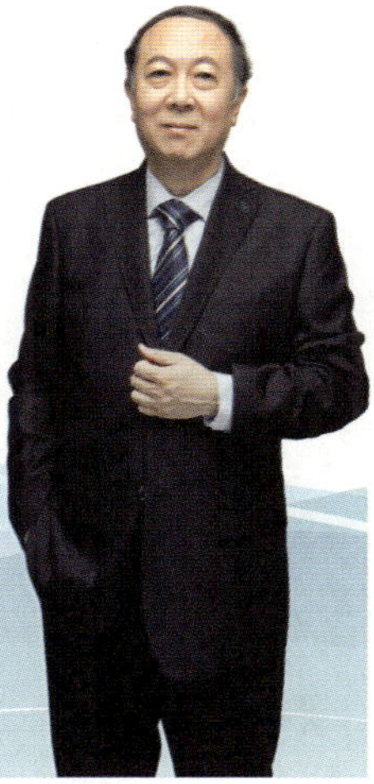

**擅长领域**

慢性乙型肝炎、丙型肝炎、肝衰竭、肝硬化、肝癌、药物性肝损伤、脂肪肝、自身免疫性肝病等各种肝病及感染性疾病的诊治。

**门诊时间**

周四下午、周五上午

山东大学齐鲁医院
QILU HOSPITAL OF SHANDONG UNIVERSITY

# 腹部饱胀隐痛，难道是胃癌早期?!

□ 普通外科 / 于文滨

工作压力大，

天天靠“垃圾食品”来解压。

专家建议“七分饱”，

你却留着三分吃夜宵。

知不知道，胃癌可是一口一口“喂”出来的癌。

早期胃癌有哪些症状？查出胃癌该如何治疗？看看齐鲁医院专家怎么说……

## 一、胃癌的早期信号有哪些?

早期胃癌指局限于胃黏膜层和黏膜下层的胃癌，多数胃癌患者早期可以没有任何症状，有些患者的症状与伴随的消化不良、胃炎、胃溃疡等疾病的表现相似，如上腹部饱胀不适感、隐痛、反酸、恶心、嗳气等，很容易被忽视。随着病情的进展，患者可表现为上述症状加重或持续时间延长，甚至出现乏力、消瘦、体重减轻等全身症状，提示已经进入进展期。

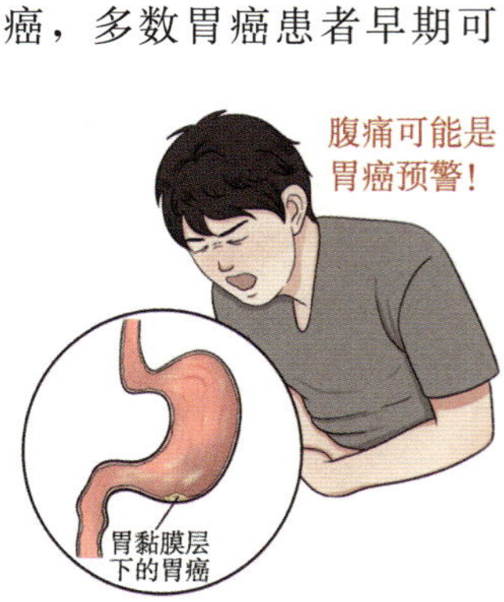

贲门胃底处肿瘤位于胃的入口，患者可能会出现胸骨后疼痛、进食阻挡感等；幽门处肿瘤位于胃的出口，可能会引起幽门梗阻，患者可出现呕吐；肿瘤进展侵犯胃黏膜下血管导致血管破溃时，患者可出现呕血、黑便；肿瘤侵透胃壁时，患者可发生急性胃穿孔。这些都是胃癌局部晚期的表现。

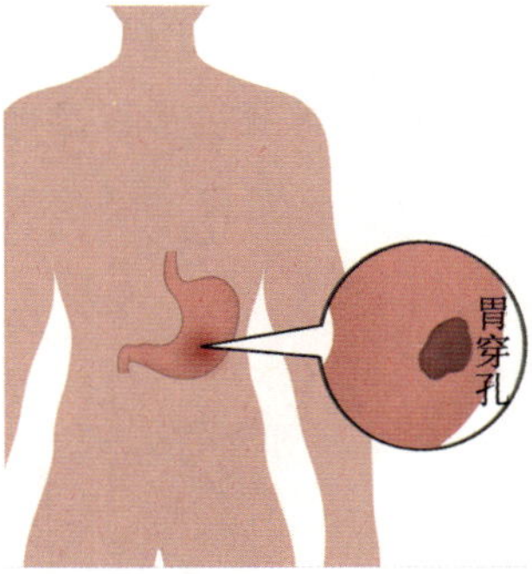


## 二、胃癌的早期诊断方法有哪些？

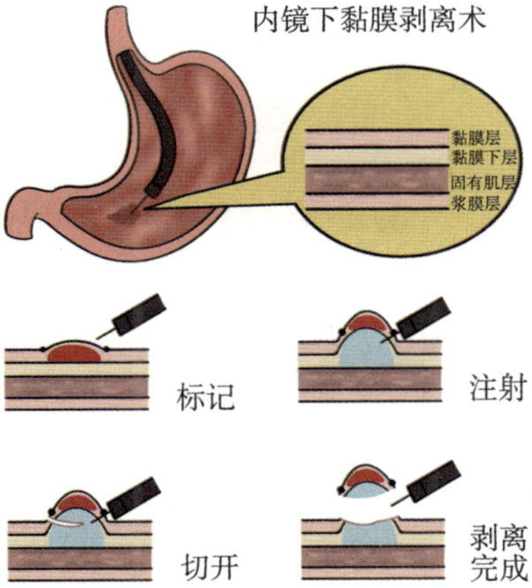


目前，胃癌的早期诊断方法主要是电子胃镜检查。电子胃镜除了可以直接观察外，还可以对可疑病灶取小块组织进行活检。因此，电子胃镜及病理检查是目前诊断胃癌的“金标准”，也是发现早期胃癌的最主要手段。

出现疑似胃癌的信号后，除了电子胃镜检查，医生还会通过影像学检查如CT、MRI、消化道造影等对肿瘤进行定位，病理诊断定性后可以协助判断分期。另外，诊断性腹腔镜探查、活检对肿瘤诊断、分期也有帮助。正电子发射计算机体层成像（PET/CT）对于发现转移灶有较高的诊断价值。

## 三、导致胃癌的高危因素有哪些？

胃癌的高危因素除了幽门螺杆菌感染外，还包括地域环境及饮食生活因素、慢性疾病、癌前病变和遗传因素。

不规律作息、熬夜，高盐、高脂肪、高蛋白饮食，喜食腌制、熏烤食品，喜食烫食、隔夜饭菜，吸烟、饮酒都是导致胃癌的高危生活习惯。

癌前病变包括胃息肉、慢性萎缩性胃炎及胃部分切除后的残胃。胃息肉包括炎性息肉、增生性息肉和腺瘤性息肉，前两者恶变的可能性很小，

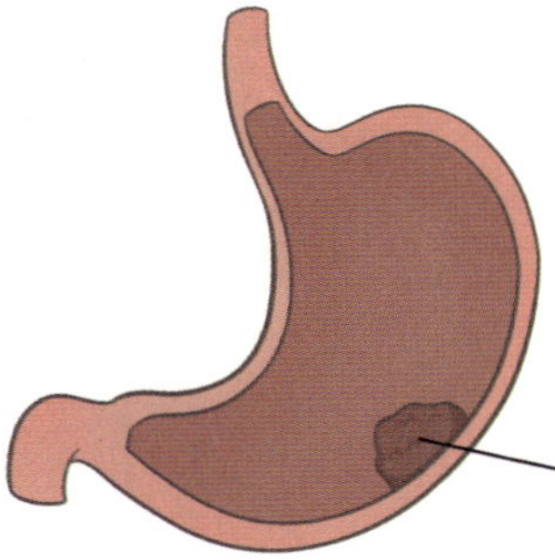


胃腺瘤性息肉的癌变率在10%～30%。慢性萎缩性胃炎常伴有肠上皮化生或黏膜上皮异型增生，可发生癌变。胃大部切除术后残胃黏膜发生慢性炎性改变，可能在术后15～25年发展为残胃癌。胃黏膜上皮重度异型增生与分化较好的早期胃癌有时很难区分。

## 四、胃癌的治疗有哪些方法?

对于早期胃癌，可采用内镜下黏膜切除术、内镜黏膜下剥离术等方法，这些方法创伤小、恢复快。对于内镜下无法彻底切除或存在淋巴结转移可能的早期胃癌，建议行腹腔镜外科微创手术治疗，从而获得根治效果。

局部进展期胃癌的治疗是采用以外科手术为主，化疗、靶向治疗、免疫治疗为辅的综合治疗方案。晚期胃癌则是以全身药物治疗为主，从而延长生存期，提高生活质量。

## 五、胃癌患者如何进行预后管理?

胃癌患者术后需要定期复查，根据病理结果和复查情况确定后续治疗方案。

术后2年内，每3个月复查一次；术后2～5年，每半年复查一次；术后5年以后，每年复查一次。

复查的项目包括血常规、肝肾功能、肿瘤标志物、腹部强化CT、胃镜等。

以上复查是为了排除复发转移，便于及时治疗、处理。

此外，胃癌患者都需要进行消化道重建，消化道功能的恢复有时需要一定的时间。术后的饮食需要逐渐过渡，顺序为流质→半流质→正常饮食，完全恢复正常饮食需要 3 个月左右，过程需要循序渐进，切勿操之过急。

## 于文滨 普通外科 主任医师

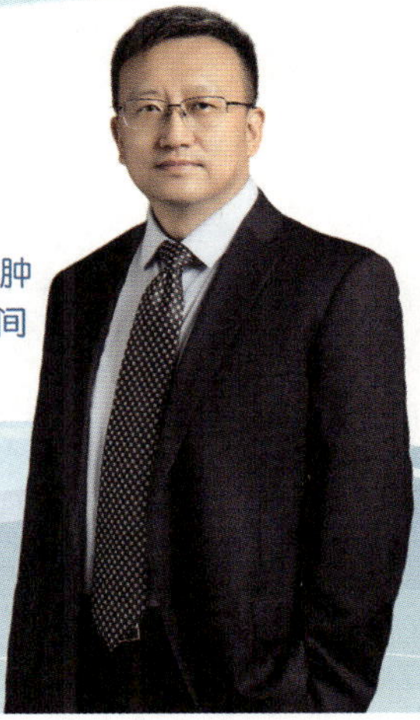

**擅长领域**

擅长胃肠外科多发病，疑难疾病的诊治。擅长胃肠道肿瘤的腹腔镜及达芬奇机器人手术，在胃、结直肠、胃肠间质瘤等消化道肿瘤的微创治疗方面有丰富的临床经验。

**门诊时间**

周一全天、周五上午

山东大学齐鲁医院
QILU HOSPITAL OF SHANDONG UNIVERSITY

# 请爱护你的“i 胃 Plus. 128G”

□ 肿瘤内科 / 刘联

今天又胃疼了！
当代职场人的真实写照——
为了多睡会儿，
早晨不吃饭就急匆匆去上班；
中午草草了事点个外卖，
大口小口狼吞虎咽下去；
晚上通宵，串串香、麻辣烫、小烧烤，
高油、高盐、高脂肪。

今天暴饮暴食，
明天空腹清肠。
烧心、反酸、胃痛、胃胀，
随便买片药吃下去，
没时间，不去医院，不做检查，
以为忍一忍就好了。
有的人的胃叫胃，
有的人的胃叫“i 胃 Plus. 128G”，
仗着年轻、身体好，就可劲儿地作作作、造造造！

殊不知，

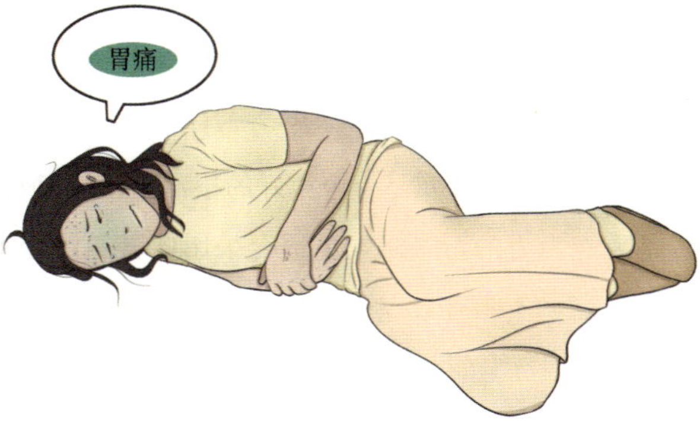


胃就是这样慢慢垮掉的……

俗话说“十人九胃”，

意思是十个人中，九个人的胃有问题。

胃炎、胃溃疡、胃癌……

现在，胃已经成了我们身体中最脆弱多病的器官。

看看齐鲁医院专家怎么说……

我国是胃癌的发病大国，很多患者确诊胃癌后由于不了解如何进行正确的诊治而延误治疗时机，或者人为原因导致治疗效果不佳。这里面都有哪些认识的误区呢？

## 一、讳疾忌医

很多患者认为，胃癌就是绝症，于是自暴自弃、放弃治疗，或者不做正规治疗。殊不知现在的胃癌治疗手段非常丰富，无论对于早、中期胃癌的根治，还是晚期胃癌的延长生存期，患者都应该到正规医院肿瘤专科进行积极治疗，才能获得满意的疗效。

## 二、只有手术才能治疗胃癌?

对于早、中期胃癌，手术确实是一个很好的根治手段，但对于晚期已经转移的胃癌，手术是无能为力的，这时候更适合采用内科的治疗手段，如化疗、靶向治疗、免疫治疗等，才能有效控制病情进展。即使是可以采取手术的早、中期胃癌，现在也提倡进行术前和术后的药物治疗，以提高手术的根治率，弥补手术的不足，有效延长生存期。

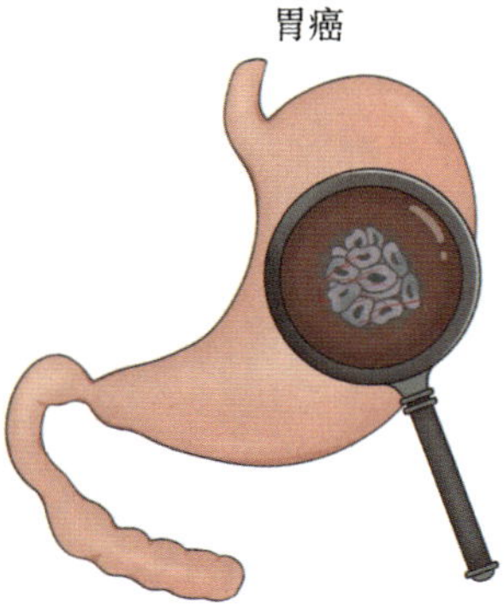


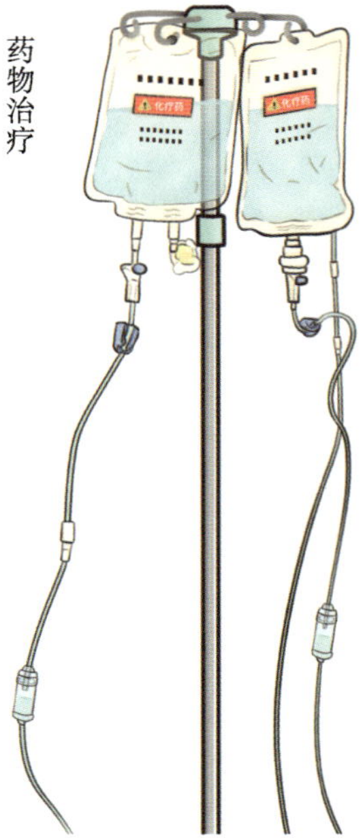


## 三、化疗不良反应大，会加重病情吗?

化学治疗是治疗胃癌不可或缺的基本手段，无故拒绝化疗只会影响疗效。尽管化疗有一定的不良反应，但都是一过性的、可逆的，而且现在降低化疗不良反应的药物多、效果好，完全不要过度顾虑。

## 四、诊断为胃癌后应做什么检查?

实际上，现在的胃癌治疗效果较之前有了大幅度提高，主要归功于靶向治疗和免疫治疗的发展，而这两种治疗均依赖于必要的免疫组化和基因检测进行选择。不做检测“盲”用靶向或免疫治疗是错误的，为了追求速度而影响最佳治疗方案的制定也是不可取的。肿瘤治疗“开弓没有回头箭”，更不是“一锤子买卖”，一个不合理的方案可能影响患者的生存，因此必须严谨、精准，必要的等待是值得的。

靶向治疗和免疫治疗
依赖于基因检测和免疫组化

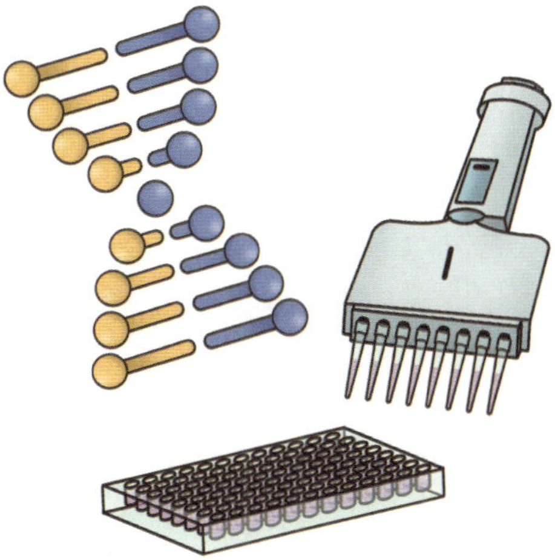

# 刘 联 肿瘤内科 主任医师

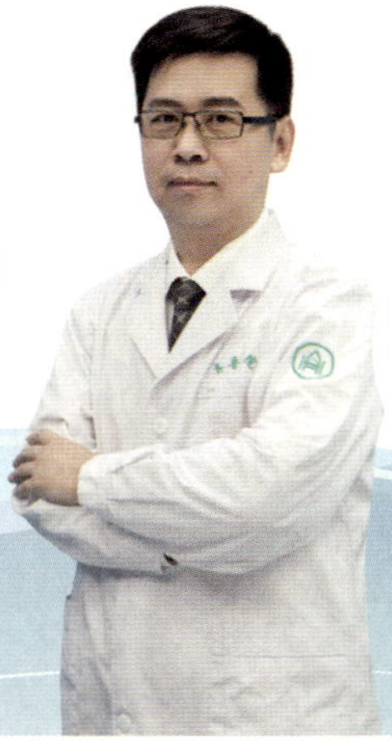

**擅长领域**

主要从事胃癌、肠癌等消化道肿瘤及肺癌的综合治疗和临床研究。擅长恶性肿瘤的免疫治疗。

**门诊时间**

周二上午、周三下午、周五上午

山东大学齐鲁医院
QILU HOSPITAL OF SHANDONG UNIVERSITY

# 涂牙膏、抹香油？别再轻信老偏方！

□ 整形美容烧伤科 / 胡振生

39 ℃的夏天告诉我，
要学会“热爱”这个世界。
炎炎夏日，衣着单薄，
却是烧伤、烫伤高发的季节。
这时候，总有一些人轻信老偏方，
涂牙膏、抹酱油、抹香油、喷白酒……
不但不起作用，反而雪上加霜，
一旦不及时处理不仅会留疤，
严重者还会化脓、溃烂，危及生命。
遇到烧伤、烫伤怎么办？
留下瘢痕怎么办？
看看齐鲁医院专家怎么说……

## 一、烫伤后的水疱可以挑破吗？

（1）小水疱不需要。皮肤烫伤后，局部皮层通常会受损，从而导致毛细血管的渗透压增加，进而使液体从血管进入组织形成水疱。如果烫伤程度比较轻，水疱较小，此时不需要挑破，一般可自行吸收，而且挑破后还容易引起感染。

（2）大水疱需要。如果烫伤面积较大，形成的水疱也较大，此时属于比较严重的情况，建议患者及时前往医院进行治疗。在专业医生的操作下挑破水疱，将其中的液体排出，并遵医嘱使用磺胺嘧啶银乳膏、复方多黏菌素 B 软膏等药物缓解症状。

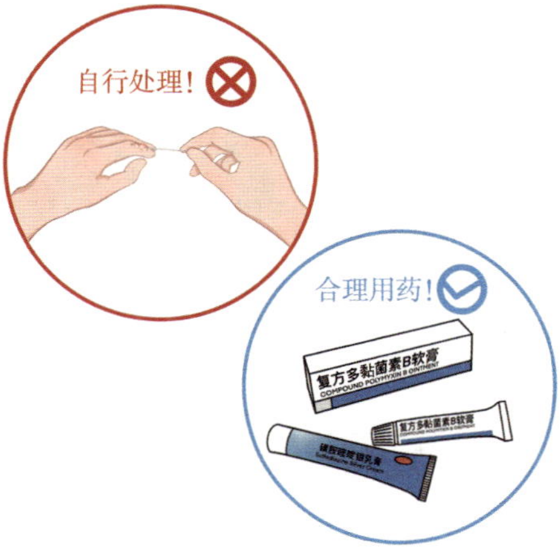


## 二、烫伤以后该怎样进行科学处理？

牢记口诀：一冲，二剪，三泡，四涂，五盖，六医。

一冲：烫伤后立即用冷水冲洗患处 15～30 分钟，冷水冲洗能够迅速带走热量。如果是不方便冲洗的部位，可以用冷毛巾进行湿敷（不是冰敷）。

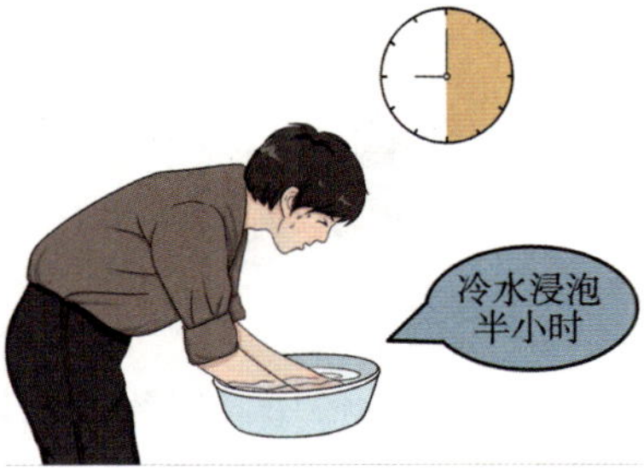


二剪：降温后，如果烫伤部位有衣物，要轻柔地用剪刀剪开衣物。注意动作一定要轻柔。

如果皮肤和衣物发生粘连，可以保留粘连部位，剪去周围衣物就可以，千万不要硬扯！

三泡：如果是小面积烫伤，可以在冷水中浸泡半小时左右，缓解疼痛，稳定情绪；如果烫伤面积较大，建议不要长时间浸泡，避免因体温下降导致感冒。

四涂：如果是轻度烫伤，结束以上三个步骤后再涂抹一些抗生素软膏，避免感染。如果烫伤严重直接进行“六医”！

五盖：用无菌的医用纱布盖住患处，如果没有无菌的医用纱布，可以用干燥清洁的毛巾，但注意不要用毛状、絮状的物品，否则容易粘连伤口。

六医：如果烫伤比较严重，一定要及时就医！

不能擅自使用香油涂抹、白酒冲洗、冰敷、牙膏涂抹这些偏方治疗！

## 三、烫伤不及时处理会带来什么后果?

（1）轻微烫伤：烫伤部位没有出现水疱，只是皮肤发红、肿胀，说明烫伤面积比较小或烫伤程度比较浅。此时机体多能自行恢复，但是如果没有处理，恢复的时间可能会比较长。

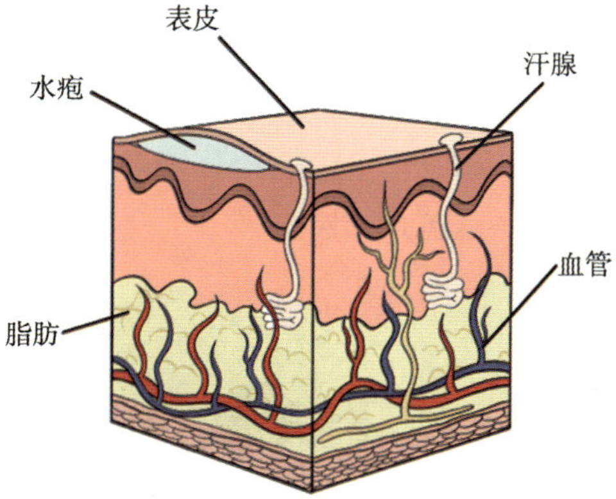


（2）严重烫伤：

①局部感染：烫伤部位出现皮损，皮肤屏障受损，烫伤部位容易受外来细菌入侵，引发伤口部位出现感染，表现为红、肿、热、痛等症状。

②形成瘢痕：在正常情况下，烫伤部位使用烫伤药膏治疗后，可以促进伤口愈合、预防瘢痕产生。如果不及时处理，机体炎症反应导致纤维细胞增生，就可能会形成瘢痕。

因此在烫伤后，要严格按照医嘱使用烫伤药膏（如湿润烧伤膏）治疗。伤口愈合后，还可以配合使用生长因子类制剂等修复皮肤的产品，后续抗瘢痕综合治疗 6 个月左右。

## 四、烧伤、烫伤后留疤，与个人体质有关系吗？

瘢痕是物理、生物、化学等因素的损害作用于人体皮肤软组织，导致皮肤软组织的严重损伤而不能完全自行正常修复，转由纤维组织替代修复留下的既影响外观又影响功能的表皮组织。

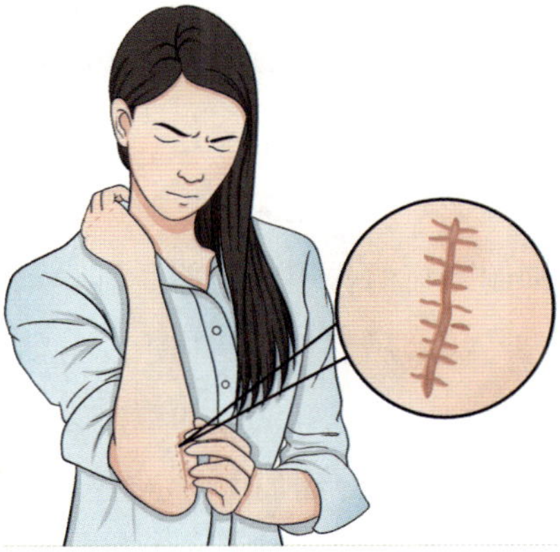

瘢痕给患者带来巨大的肉体痛苦和精神痛苦，尤其是烧伤、烫伤、严重外伤后遗留的瘢痕。瘢痕增生期的几年时间几乎让患者苦不堪言，尔后的萎缩期又使患处面目全非，造成功能障碍，患者受到极大的身心双重伤害。

瘢痕体质的人在人群中比例极小，其表现为伤口愈合后，表面瘢痕呈持续性增大，不但影响外观，而且出现局部疼痛、红痒，瘢痕收缩还影响运动功能。

瘢痕体质和瘢痕疙瘩是有区别的。瘢痕体质者其身体大多数部位损伤后，都能出现如同瘢痕疙瘩样瘢痕愈合。换句话讲，瘢痕疙瘩是瘢痕体质的一种必然表现，而出现瘢痕疙瘩者不一定属于瘢痕体质的人群。瘢痕体质表现为自发形成，好发部位多为前胸、肩胛，表面瘢痕呈持续性增大，色红、质硬，压之褪色，凸于正常皮肤表面，女性好发率大于男性。瘢痕疙瘩不但影响外观，而且局部有痛痒感。

增生性瘢痕和瘢痕疙瘩是有区别的。增生性瘢痕表现为伤口创面愈合凸于正常皮肤，质硬、色红，时有痛痒感，在食用辛辣、刺激性食物或饮酒后尤为严重。但生长到一定程度和过了增殖期，如不刺激瘢痕部位，继续扩展的概率较小。

## 五、长了瘢痕要怎样处理？

预防是治疗瘢痕的关键，应从创伤发生时开始。预防及控制感染是瘢痕形成前的主要预防措施。

由于个体差异大，用药不存在绝对的最好、最快、最有效，除常用的非处方药外，患者应在医生的指导下，充分结合个人情况，选择最合适的药物。相关的治疗方法如下：

（1）硅酮制剂外用：对瘢痕的形成有一定的抑制作用。

（2）局部注射糖皮质激素：主要通过抑制局部过量的胶原纤维，达到抑制瘢痕的作用。局部注射5-氟尿嘧啶、肉毒素也有一定的作用。

（3）局部外用药物治疗：如咪喹莫特乳膏等。

（4）加压疗法：加压疗法是指对瘢痕部位施加压力，防止瘢痕增生，通常可以使用海绵加压固定法、热塑料夹板法、弹性绷带压迫法及弹力压迫法等。加压疗法的目的是防止瘢痕增生，减轻瘢痕痒痛的症状，使瘢痕逐渐变得扁平。应用的过程当中，要根据瘢痕的面积、瘢痕的部位来选择不同的加压疗法，但要注意加压部位的两端血液循环要通畅，避免造成局部坏死。一般可持续24小时施加压力，连续三个月或者半年左右，直至瘢痕软化。

（5）手术治疗：手术切除瘢痕组织是可选择的治疗方案之一。

（6）放疗：手术切除瘢痕后，通常需要局部放疗以防瘢痕疙瘩复发。

（7）其他治疗：也可采用激光治疗，如脉冲染料激光。

对于面积较大的萎缩性瘢痕，可能需要透明质酸、自体脂肪等填充治疗。

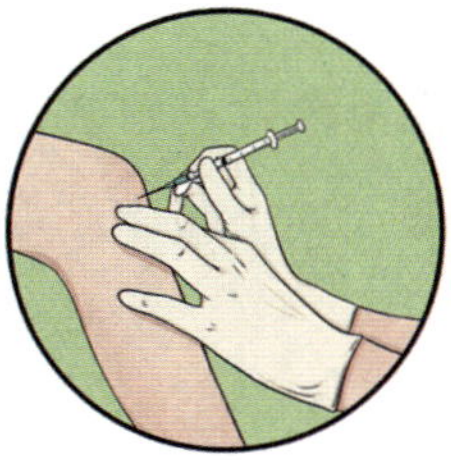
局部注射糖皮质激素

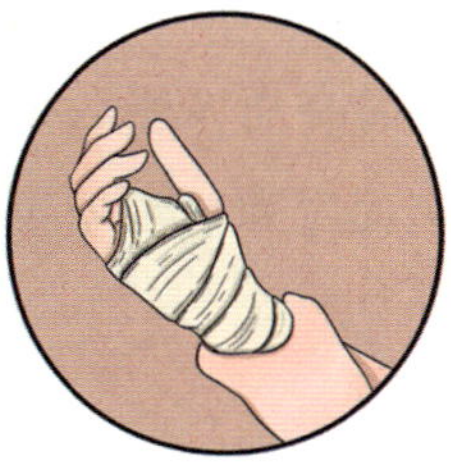
加压疗法

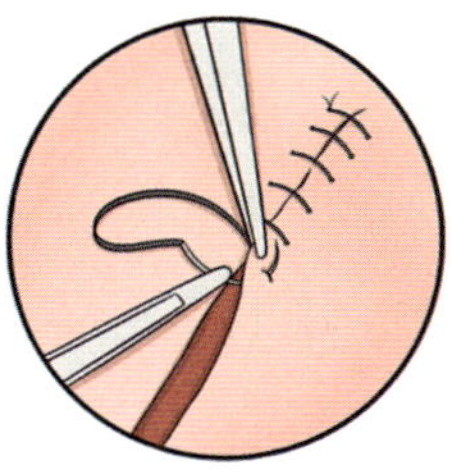
手术治疗

## 六、手术如何祛瘢痕？

**单纯切除缝合法：**单纯切除缝合法适于中小面积的瘢痕的手术修复。手术修复瘢痕前最好顺着皮纹设计切口，用小针细线仔细闭合创面，手术瘢痕修复术后仅留下一条较细的瘢痕线。有时，对于面积稍大、皮肤紧张的人也可采用瘢痕分次切除法，不过两次手术一般要相隔半年以上。

**瘢痕切除加植皮法：**较大面积的瘢痕不可能在切除后直接缝合，因这类患者正常皮肤也不多。以面部瘢痕为例，手术瘢痕修复可根据面部自然形态分区（额部、上下眼皮部、鼻部、上下唇及下颌部），在一个自然形态分区处补上一整块皮肤，根据瘢痕切除的多少，决定植皮的范围。还有一种手术瘢痕修复方法适合于面部瘢痕布满整个脸部的患者，即可以一次将整个面部的瘢痕切除，移植上一整张皮肤，这样能避免分区植皮时相连接处的瘢痕形成，外形比分区植皮的要好。采用的皮片最好是全厚皮片或是带真皮下血管网的皮片，因这两种皮片在游离移植成活以后，面部的颜色不会过深，美容效果较好。

**皮瓣移植：**由于皮瓣含有较多的皮下脂肪组织，除了可以用于修复面部瘢痕切除后的皮肤缺损外，还具有保护深层组织的作用。对于面部一些器官附近的手术瘢痕修复，皮瓣移植也是较常用的一种手术瘢痕修复方法，如鼻翼缺损、眼睑外翻畸形、口角畸形等都需要以皮瓣移植为基础进行美容整形。皮瓣移植后色泽较接近面部皮肤，手术瘢痕修复还可以对一部分面部组织凹陷缺损进行充填性修复，加之皮瓣血运较好，成活率较游离植皮高。因此，在面部瘢痕的整形中，皮瓣移植也是常用的一种手术瘢痕修复方法。

## 七、如何放射除瘢痕?

根据原理的不同，放射除瘢痕可分为两种：

(1) 激光磨皮：分二氧化碳激光和铒激光，可将瘢痕凸起磨平，表浅的凹陷瘢痕亦可利用此法处理。

(2) 去色素放射：分脉冲染料激光（PDL）和脉冲强光（IPL），放射作用在瘢痕内的血管和血红素，使瘢痕颜色变淡，逐渐萎缩，此种方法特别适用于瘢痕形成未超过半年且颜色较深红者。

**胡振生** 整形美容烧伤科 主任医师

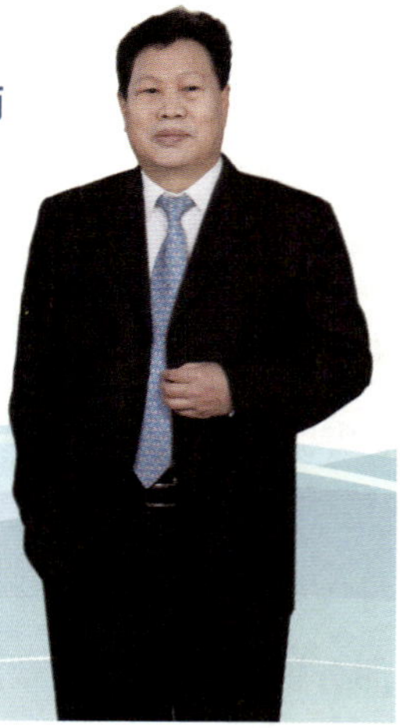

擅长领域

擅长医学美容相关治疗，器官缺损与畸形（耳、鼻、乳房等）的修复与再造，体表肿瘤的治疗与修复，男性乳腺发育症的整复，烧伤与急慢性创面的治疗与修复。

门诊时间

周一全天、周二下午、周三上午

山东大学齐鲁医院 QILU HOSPITAL OF SHANDONG UNIVERSITY

# 关于无痛分娩的那些事

□ 麻醉科 / 王春玲

生孩子到底有多痛？看看齐鲁医院专家怎么说……

若以“0”分代表无痛，“10”分代表难以忍受的剧烈疼痛，则绝大多数产妇对分娩的疼痛评分为8～10分。

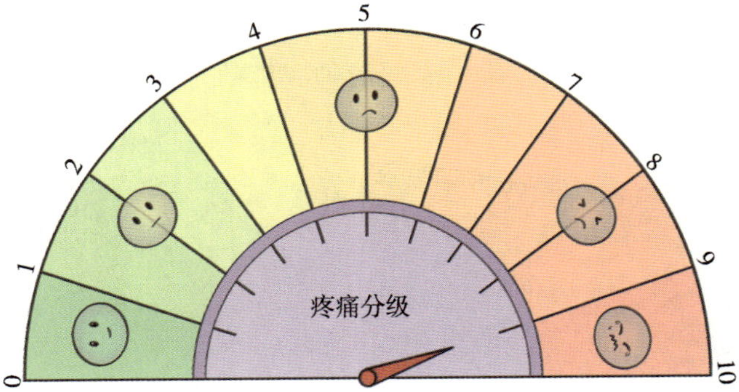


“0”分=无痛
“10”分=难以忍受的剧烈疼痛

第一产程：从规律宫缩至宫口完全扩张；持续时间比较长，初产妇需11～12小时，经产妇需6～8小时。产妇感到下腹部、腰骶部疼痛。

第二产程：宫口开全、胎头下降、胎儿娩出；初产妇通常为1～2小时；产妇感到持续性疼痛伴压迫感，主要为胎头下降压迫盆底组织和神经，以及会阴扩张引起的疼痛，会阴部疼痛可放射至腰骶部或大腿。

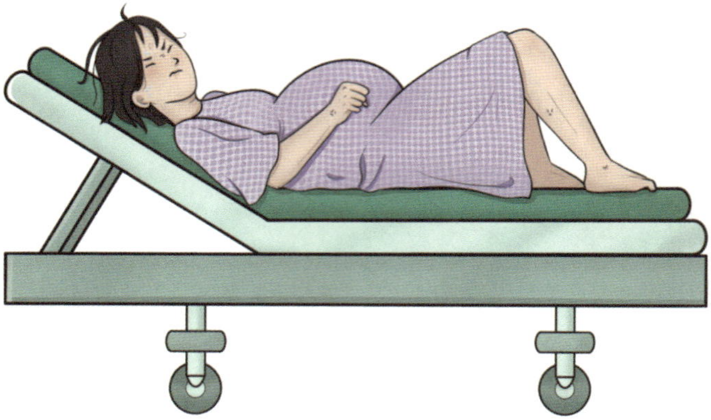

## 一、什么是无痛分娩？

分娩镇痛俗称“无痛分娩”，是在保障产妇和胎儿安全的前提下，使用药物/非药物的方法减轻产妇在分娩过程中的疼痛。

狭义的分娩镇痛往往是指由麻醉医师实施的椎管内分娩镇痛。

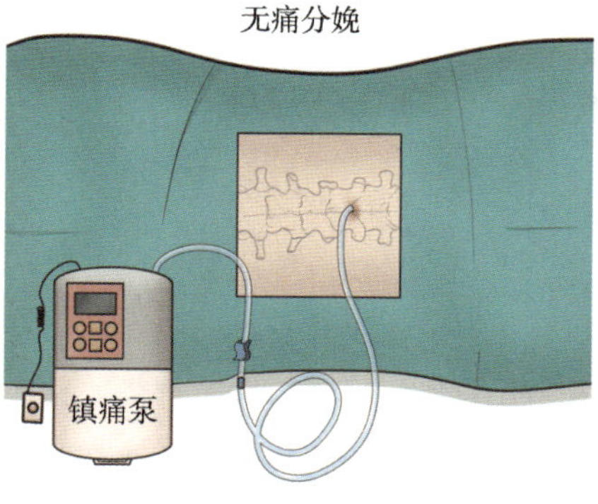


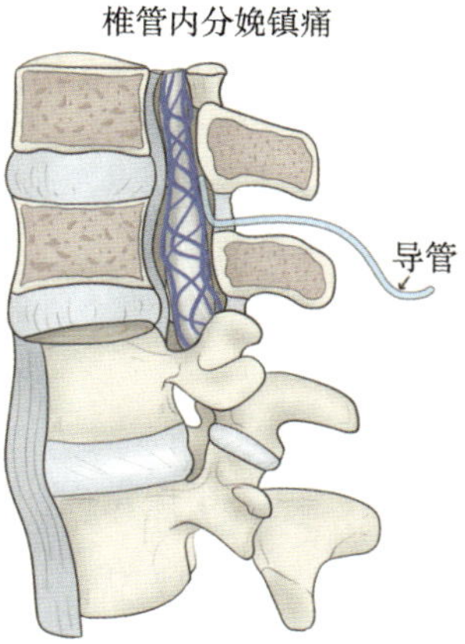


## 二、无痛分娩会对产妇和胎儿造成危害吗？

对于产妇来说，能明显减轻疼痛；对于胎儿来说，药物通过胎盘屏障的量微乎其微，故无需担忧药物对于胎儿的不良影响。大量临床试验表明，分娩镇痛可以改善分娩过程中胎儿的氧供，保证胎儿安全。

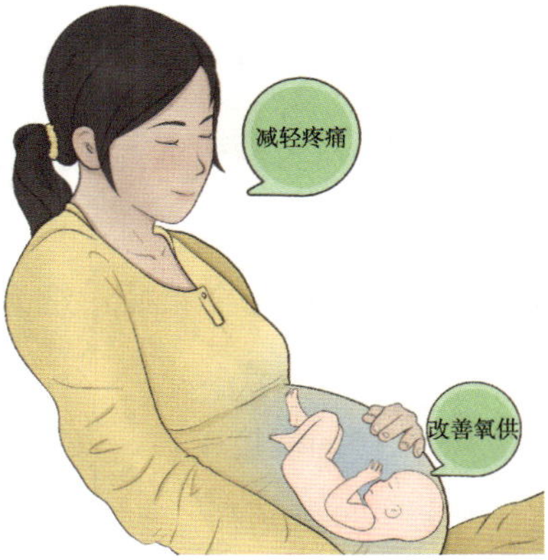


## 三、有很多产妇会有产后腰痛，是麻醉造成的吗？

在腰部打针穿刺的疼痛约等于肌肉注射时的疼痛，对于腰背部肌肉韧带的损伤在短时间内是可以恢复的。

产后腰痛的常见原因有以下几点：

（1）生产过程中用力不当或姿势不良使肌肉牵拉损伤。

（2）孕期激素水平的改变导致韧带松弛。

（3）孕期子宫增大及体重增长导致腰背部脊柱弯曲度改变。

（4）产后哺乳、照顾婴儿等日常活动中的不良姿势，加重腰部负担。

（5）其他原因，如疲劳、睡眠不足、产后心理压力、疼痛阈值降低等。

分娩镇痛不会引起持续剧烈腰痛，麻醉不背这个“锅”哦！

## 四、所有的孕妇都可以无痛分娩吗？

并不是！不适合行椎管内分娩镇痛者包括：

（1）不能经阴分娩、高度紧张或疼痛不能合作者。

（2）存在椎管内麻醉禁忌的产妇。

对于这些产妇，可以考虑笑气吸入、静脉镇痛、穴位按摩及导乐分娩等其他药物/非药物方法实施分娩镇痛。

## 五、无痛分娩是完全无痛吗?

并不是所有的产妇都能全程感觉完全无痛，绝大多数产妇都是感觉分娩疼痛大大缓解。

如果产妇疼痛评分是0～3分的轻度疼痛，又可以配合助产士指导的用力动作，即可认为是比较理想的分娩镇痛。

椎管内分娩镇痛不仅仅是镇痛，对于一些高危产妇以及突发产科紧急情况时，背后留置的硬膜外导管可以为剖宫产手术创造便利条件，更具有保护作用。

同时，分娩镇痛对于减轻产后抑郁的发生也具有积极的社会意义。

**王春玲** 麻醉科 主任医师

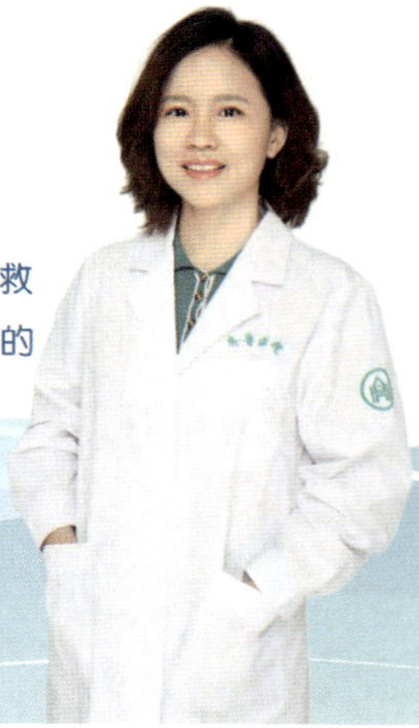

**擅长领域**

产科麻醉及合并复杂疾病孕产妇的围产期多学科救治，以及超声可视化技术在围手术期的应用及临床决策中的指导价值。

山东大学齐鲁医院
QILU HOSPITAL OF SHANDONG UNIVERSITY

# 孕妈妈必看！孕期疑问全解答

□ 妇产科 / 罗霞

六斤八两，一切安好！

不好意思，这是我这周新增的体重，你呢？

一个身体，两个心跳。

怀孕是一段奇妙难忘的经历，

当然也会遇到很多困扰……

孕吐太严重，快“住”在厕所里了！

孕期这么多检查，哪些是最重要的？

我能吃小龙虾吗？能吃冰激凌吗？

剖宫产会留下难看的瘢痕吗？

关于怀孕的那些事，看看齐鲁医院专家怎么说……

## 一、孕吐严重到影响日常生活了该怎么办？

恶心、晨起呕吐、嗜睡、乏力称为早孕反应。一般停经 6 周左右出现，12 周左右消失。

如果过于严重，影响日常生活，则为病理性的，称为妊娠剧吐，需要医护人员帮助度过此期。

早孕反应

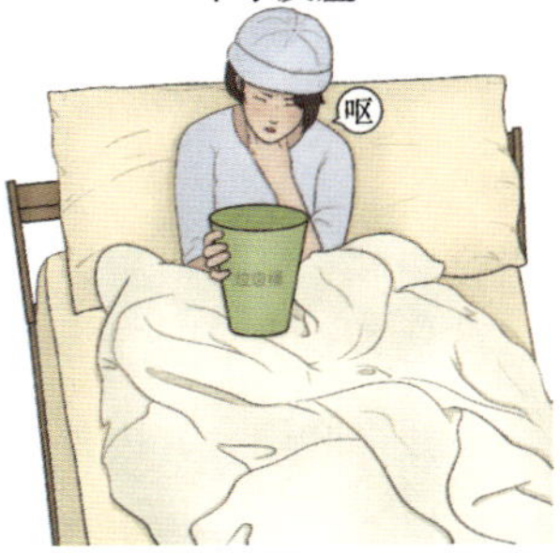

## 二、孕早、中、晚期的重点检查项目有哪些？

孕早期需要检查血糖、丙肝、凝血功能、血型、甲状腺功能等，很多项目如血常规、尿常规、肝肾功能、人类免疫缺陷病毒（HIV）、梅毒、乙肝是可以在指定的社区门诊免费检查的。

孕中期检查的重点是唐氏筛查、口服葡萄糖耐量试验（OGTT）检查。

孕晚期复查血常规、肝肾功能、胎儿监护。

医生还会检查体重、血压、宫高、腹围等项目，评估孕妇和胎儿的状况，及时发现妊娠期高血压、胎儿发育异常（如巨大儿）或生长受限、羊水过多或者过少等。

## 三、孕期的超声检查能看出什么？

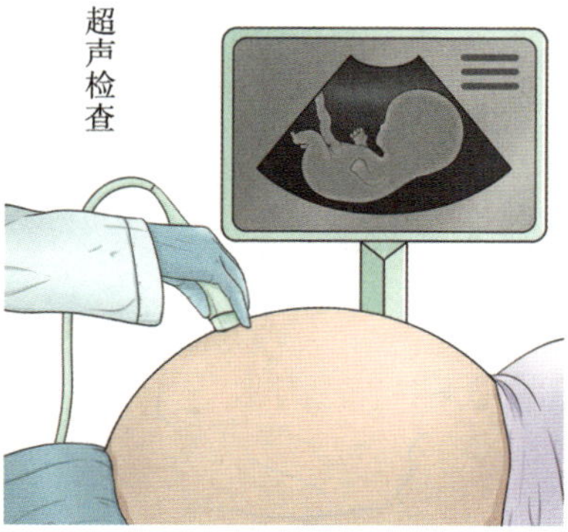


超声是产科医生的“眼睛”，医生通过超声了解胎儿生长发育情况，有无畸形，以及胎盘、脐带、羊水状况。

孕早期主要观察着床位置、有无胎心、胎儿颈后透明层厚度（胎儿 NT）等指标有无异常；孕中期主要是胎儿超声排畸检查；孕晚期，尤其是近足月或近预产期，侧重于检查胎儿大小、胎位以及羊水量等。

## 四、什么情况会建议剖宫产？

是否进行剖宫产一般是根据产妇和胎儿的状况决定的。

如果产妇合并内外科疾病，或出现产科并发症、产道异常、产力异常不能经阴分娩；或者胎儿窘迫、胎位不正；或者头盆不称，医生会建议剖宫产。

## 五、剖宫产一般会在哪里选择切口？会留下难看的瘢痕吗？

剖宫产切口的选择也是因人而异，如果孕妇合并子宫肌瘤（尤其肌瘤较大者）、卵巢肿瘤、凶险性前置胎盘等，需要探查的，建议选择下腹部纵切口。纵切口也称为“万能口”，容易暴露视野，易于手术操作，胎儿娩出也比横切口容易。

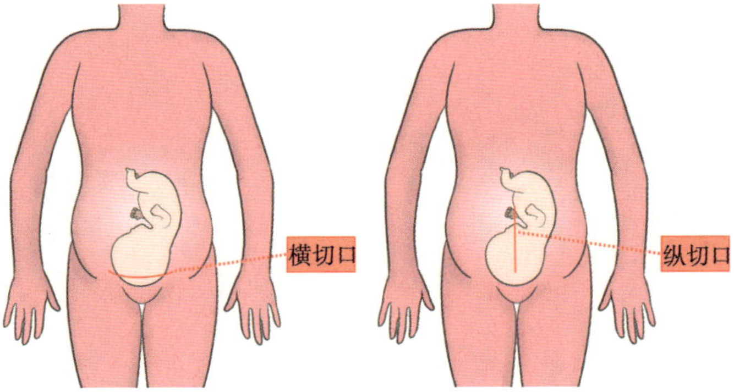


横切口最大的优点是美观，最大的缺点是再次或者三次手术时视野暴露困难。如果仅仅为了完成剖宫产，横切口是可以满足需求的。

手术切口愈合情况和个人体质有关，只要不是瘢痕体质，一般随着时间的推移，切口会愈合恢复良好。

## 六、孕期饮食应注意什么？

提醒孕妇要注意饮食卫生，尤其是在冰箱保存的食物，如果直接进食，容易感染李斯特菌，发生腹泻甚至发热的概率还是很高的。建议孕妇饮食多样化，再好的东西也不能过量食用。

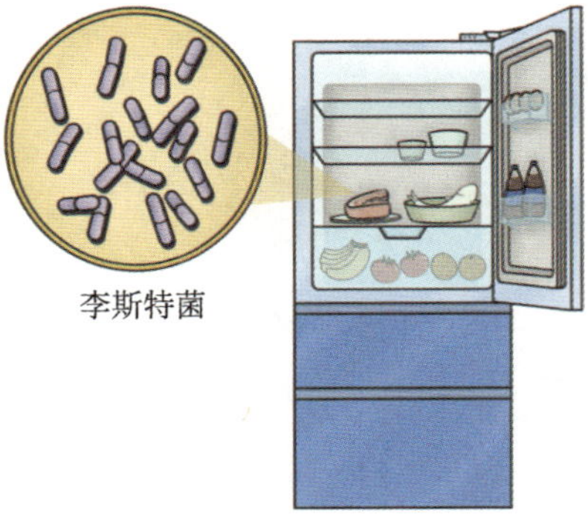

# 罗 霞 妇产科 主任医师

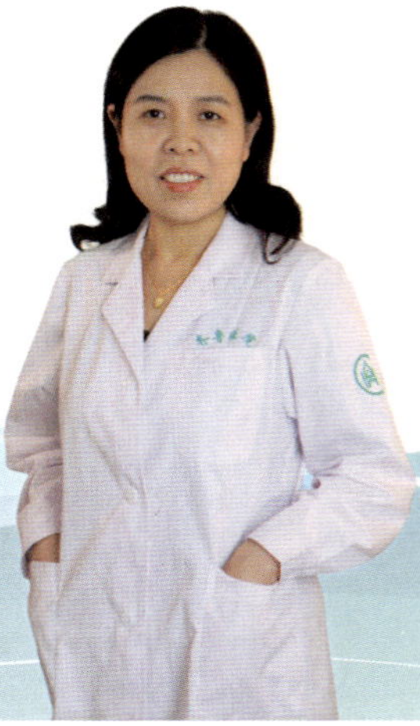

## 擅长领域

擅长围产期保健、高危妊娠，以及平产、难产的处理，尤其在产科疑难杂症、难产的处理方面有丰富的临床经验。

## 门诊时间

周一、周四全天

山东大学齐鲁医院
QILU HOSPITAL OF SHANDONG UNIVERSITY

# 头疼、眩晕、喝水呛，青年人也会“中风”！

□ 神经内科 / 王翠兰

头疼、眩晕、手麻、喝水呛……

熬夜熬的？

加班加的？

看娃累的？

还是……

头疼不是病，疼起来真要命，

不要再盲目吃布洛芬止疼了，

如今，“中风”“脑梗”这些脑血管病越来越呈现年轻化的趋势，

中年患者所占比例也越来越高，

因此，脑血管病的规范化预防和治疗特别重要。

看看齐鲁医院专家怎么说……

## 一、脑血管病是什么？

脑血管病是指由于各种脑血管病变所引起的脑部病变，主要指脑血管破裂出血或血栓形成，引起的以脑部出血性或缺血性损伤症状为主要临床表现的一组疾病，又称“脑血管意外”或“脑卒中”，俗称“中风”。该病常见于中年以上的人群，严重者可发生意识障碍和肢体瘫痪，是造成人类死亡和残疾的主要疾病之一，也是高血压患者的主要致死原因。

脑卒中是一种急性脑血管疾病，是由于脑的血液循环障碍导致的神经

功能缺损综合征，主要表现为言语不清、肢体麻木、意识障碍、偏瘫等。

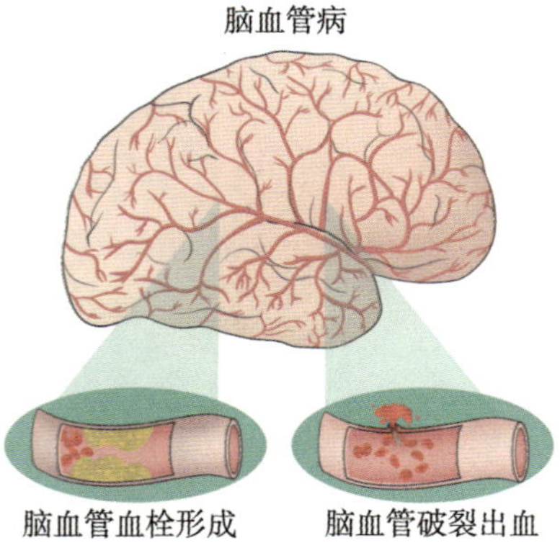


根据各种脑血管病发生的病因、病理及不同的临床表现，脑卒中分为缺血性脑卒中和出血性脑卒中，其中血管堵塞引起的叫缺血性脑卒中，也称“脑梗死”；血管破裂引起的叫出血性脑卒中，也称“脑出血”。脑梗死（缺血性脑卒中）发生得更多，约占3/4，脑出血约占1/4。

## 二、中青年会得脑血管病吗?

《中国脑卒中防治报告（2023）》数据显示，我国40岁及以上人群现有脑卒中患者1242万，平均每10秒就有1人初发或复发脑卒中，每28秒就有1人因脑卒中离世；幸存者中，约75%留下不同程度的运动、感觉、言语、认知等功能障碍，还有40%的患者重度残疾。近些年我们发现，该疾病的发病呈年轻化趋势。

多数研究将18～45岁成人发生的脑卒中，包括缺血性脑卒中、出血性脑卒中等，称之为青年脑卒中，多见于男性，其中缺血性脑卒中更常见且呈上升趋势。据统计，青年脑卒中占全部脑卒中的比例高达15%～18%。超过50%的青年脑卒中患者存在脑血管疾病的传统危险因素，如高血压（最常见）、糖尿病和高脂血症等，而且对这些危险因素缺乏规范化的治疗；早发性动脉粥样硬化占青年脑梗死病因的20%～30%，平均年龄多在35岁以上。

不健康的生活方式（如吸烟、饮酒等）在脑卒中的发生中扮演着关键的角色；有早发的心脑血管病的家族史，其他病因如动脉夹层、烟雾病、卵圆孔未闭等也都是脑卒中发病的高风险因素。偏头痛、吸烟及口服避孕药是青年女性发生缺血性脑卒中最主要的三大危险因素。

## 三、青年脑卒中与老年脑卒中相比有什么不同吗？

青年脑卒中的病因不完全和老年脑卒中一样，往往包括一些少见的危险因素，包括脑血管畸形或先天发育异常、动脉夹层、烟雾病、炎症性疾病、风湿免疫因素、心源性栓塞、凝血障碍、遗传因素和其他原因不明的因素（如口服避孕药、违禁药物等）等，需要特定检查才能明确病因。

颈部动脉夹层是青年脑卒中的重要病因。大约20%的青年脑卒中是由动脉夹层导致的，颈部按摩、外伤、从事某项体育活动（如游泳、举重、打羽毛球、打高尔夫球、打网球及练瑜伽等）都可能导致本病的发生。夹层形成后可导致患者局部抽痛或刺痛样疼痛，可为单侧、双侧，继发脑血管病可导致严重神经功能缺损，具体表现与病变血管部位有关。治疗不及时会导致严重后果：一是夹层本身导致动脉闭塞，进而出现大面积脑梗死；二是夹层内血栓脱落导致脑栓塞；三是夹层破裂有可能会导致大出血，危及患者生命。建议在出现相关症状时及时就医诊治，减少缺血事件的发生与复发。

颈部动脉夹层

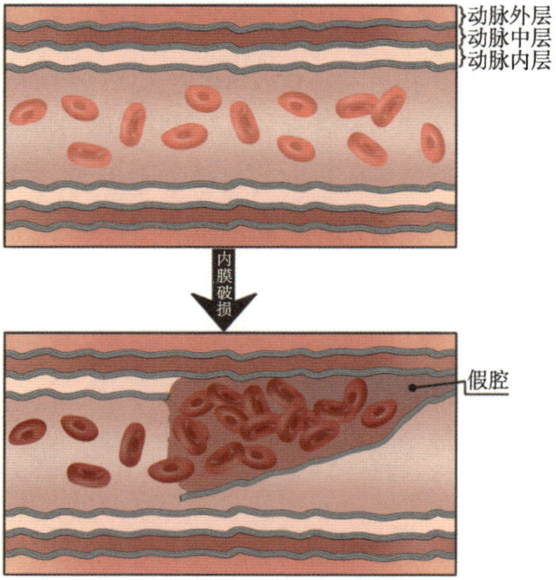

青年脑卒中短期预后较老年脑卒中好，但长期预后差，需长期随访。青年脑卒中 10 年累计复发风险为 15%，复发风险与病因相关，动脉粥样硬化和心源性脑卒中的复发风险较高。

## 四、突发脑卒中，身体通常会发出哪些信号？

突发脑卒中的信号还是比较好识别的。最多见的症状是突然出现一侧肢体麻木无力，表现为语言不流利、失语、喝水有点儿呛、走路向一侧歪。

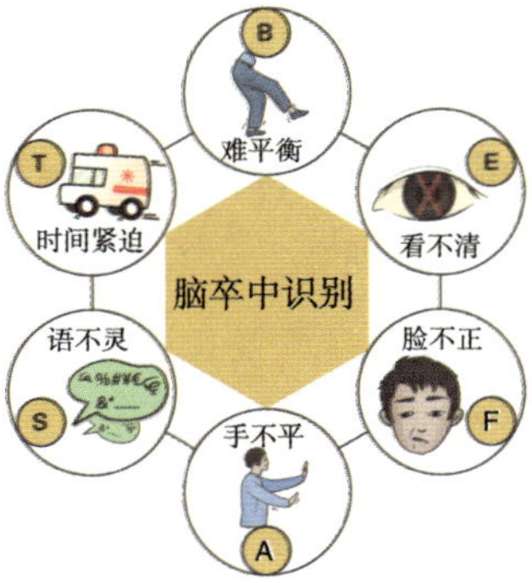


还有一些大家不太关注的，像突然一过性的单眼失明，这也是很重要的一个信号。

再有一些大家认为是头疼、头晕的症状，尤其是眩晕的时候，也要高度重视，这也是一个早发的信号。

大家要警惕脑卒中的早期症状，可以根据 BEFAST 原则识别脑卒中：

“B”即难平衡，中风患者走路会摇晃不稳。

“E”即看不清，查看患者是否有视物模糊、视物不清的情况。

“F”即脸不正，查看患者是否有口角歪斜、流涎的情况。

“A”即手不平，查看患者是否有两只胳膊单侧无力、不能抬举的情况。

“S”即语不灵，聆听患者是否言语清晰。

“T”即时间紧迫，出现上述症状的患者需要尽快拨打“120”，到正规的医院就诊。

## 五、一旦发生脑卒中，临床上通常采用什么治疗方法？

根据疾病的不同类型采取不同的治疗方法，常用的方法包括药物治疗、介入治疗、手术治疗，预后与疾病类型有关。

不管是缺血性脑卒中还是出血性脑卒中，我们强调的都是“时间是大脑，时间是预后”。

发生脑卒中后务必立即就医，这是最主要的，千万不能等待症状自行缓解或消失。越早发现，越早治疗，越早康复！根据不同的病因、发病机制、临床类型、发病时间等，确定治疗方案。对一个急性缺血性脑卒中患者来说，6 小时以内是关键的治疗阶段，大部分的有效治疗措施都需在 24 小时以内开展。

对于缺血性脑卒中，尤其是 4.5 小时内到医院的，有专用的溶栓药物——重组组织型纤溶酶原激活剂（rt-PA）。有 1/3 的患者会获得良好的预后，最终的结局是能生活自理。

发病在 4.5 小时至 6 小时内，都可以在三甲医院做取栓手术，就是用介入设备把血栓拉出来，花费相对高一点。对于出血性脑卒中，一般采用药物治疗。

超过 6 小时以后，或者是不能溶栓的患者，医生会开具一些抗血小板药物、他汀类药物，还有一些综合治疗药物，称之为“鸡尾酒疗法”。病情稳定以后，关键的治疗是康复和针灸，然后加药物治疗。出血性脑卒中患者总体的愈后要略好于缺血性脑卒中患者。

## 六、脑卒中的预后情况如何？

由于每位患者情况不一样，脑卒中的预后也不一样。部位是影响脑卒中预后的主要因素，一般来说病变部位越深层，病灶体积越大，患者预后越差。脑干等部位的组织损伤往往造成严重的后遗症，死亡率也高。

患者的年龄是影响脑卒中预后的独立因素之一。在同部位脑组织损害的情况下，年龄越小康复的时间越快，功能恢复得也越好，生活质量恢复得越高。有胃出血、肺部感染、褥疮、尿路感染、急性脏器功能衰竭等并发症者，预后差。脑卒中发生 1 年以后，仍遗留的神经功能损害，称为脑卒中后遗症。

脑卒中常见的后遗症有偏瘫、吞咽功能障碍、语言障碍、视觉障碍、感觉障碍、情绪障碍、血管性认知障碍、血管性帕金森综合征等。无论是哪一种后遗症出现，对脑卒中患者的健康和生活造成的影响都是很大的。因此，必须积极地进行康复治疗。

## 七、脑血管病应该如何进行康复治疗？

对脑卒中患者进行早期康复治疗，有利于防止或减轻功能障碍，提高日常生活能力，缩短住院时间，真正造福于患者、家庭和社会。目前，对脑卒中早期康复治疗在国内还未得到普遍重视，尤其对患者的心理、行为、智能和言语障碍、失用、失认及认知功能障碍等未予以重视。为提高患者的工作能力及生活质量，早期规范的脑卒中康复意义重大。经过正规系统的康复治疗，60％的脑卒中患者日常生活能够自理。下肢的恢复速度比上肢快一些，比较精细的运动恢复时间需要长一些。如果语言能力发生障碍，有可能在半年左右才会理解简单的句子，表达能力则需要更久的训练才可以恢复。急性脑卒中患者只要生命体征平稳，病情不再发展，48 小时后即可进行康复训练，康复训练量由少到多，循序渐进。康复治疗宜早期开始，以脑卒中发病后 3 个月为康复治疗的“黄金期”。

## 八、中青年如何预防脑血管疾病？

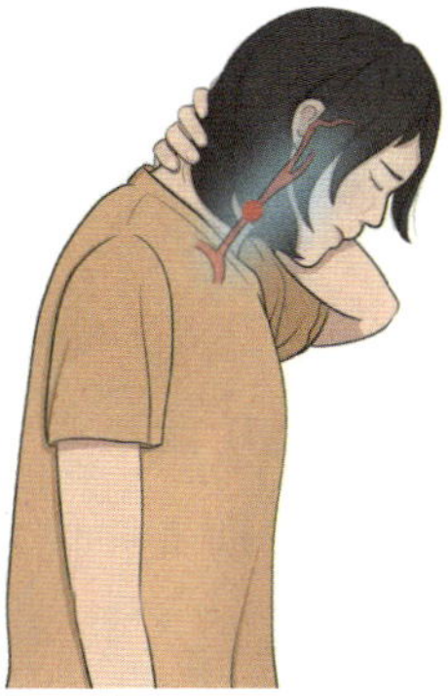
青年卒中

首先，40 岁以上的人群，要每年进行健康查体，不光要关注血糖、血脂、血压，还要做颈动脉筛查，看有没有早期斑块。

其次，要改变不良的生活方式，一定要戒烟、限酒，加强体力活动，适量进行有氧运动（每周 3～5 次，每次 30～40 分钟）。另外，心态非常重要，控制情绪、不要暴怒、不能熬夜、规律作息、早睡早起可减轻交感神经兴奋或者血管收缩引起的血压、心率的异常波动。中青年女性建议尽量不服用避孕药，绝经期不去做雌激素的替代治疗。

最后，我们要做减法。要把体重减下来，保持一个比较标准的体重。高血压、糖尿病患者要定期服药，控制血压和血糖。血脂高但未患脑卒中的患者，若低密度脂蛋白胆固醇超过 4.9 mmol/L，一定要遵医嘱服用他汀类药物。脑卒中患者，需要把低密度脂蛋白胆固醇控制在 2.6 mmol/L 以下。既有家族史，又是 45 岁以上有高血压、糖尿病的患者，遵医嘱服用阿司匹林做预防治疗。

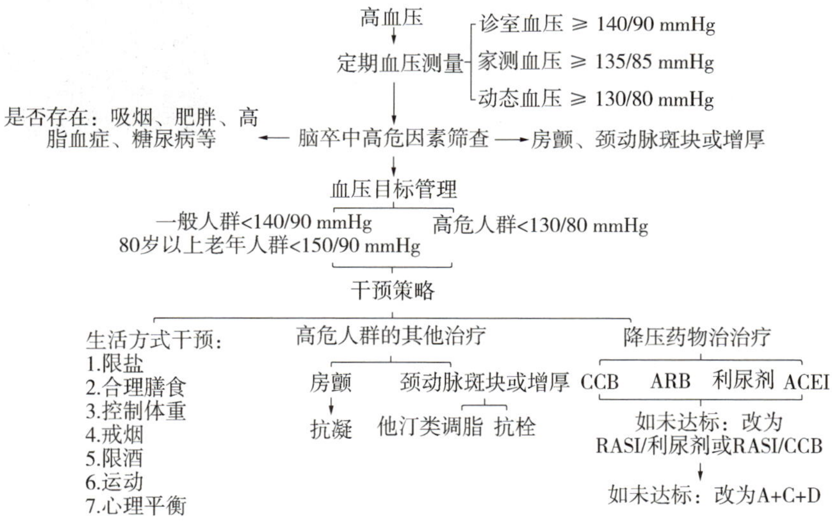


注：①CCB：钙通道阻滞剂（Calcium Channel Blockers）
②ARB：血管紧张素Ⅱ受体拮抗剂（Angiotensin Ⅱ Receptor Blockers）
③ACEI：血管紧张素转换酶抑制剂（Angiotensin-Converting Enzyme Inhibitors）
④RASI：肾素-血管紧张素系统抑制剂（Renin-Angiotensin System Inhibitors）
⑤A＋C＋D：三联降压方案（三种药物联合使用）
A：ACEI 或 ARB（RASI 类）
C：CCB（钙通道阻滞剂）
D：Diuretic（利尿剂，如氢氯噻嗪、吲达帕胺）

## 王翠兰 神经内科 主任医师

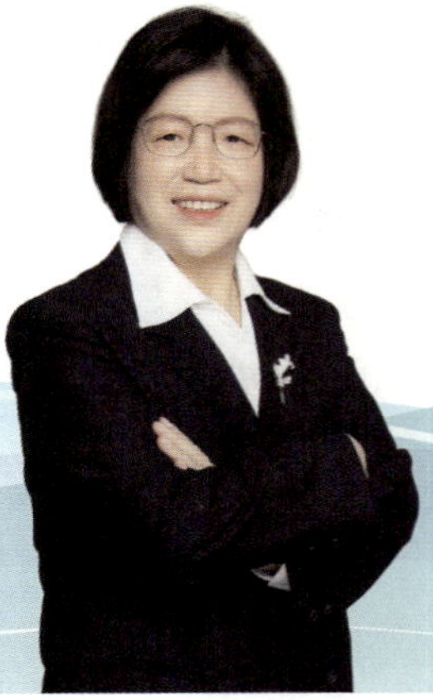

### 擅长领域

擅长诊治各种神经系统疾病，尤其擅长脑血管病、脑炎、脱髓鞘疾病、头痛头晕、睡眠障碍、抑郁焦虑障碍等疾病的诊断和治疗，在神经系统疑难危重杂症的诊治方面有很深的造诣。

### 门诊时间

周二、周四全天

山东大学齐鲁医院
QILU HOSPITAL OF SHANDONG UNIVERSITY

# 中风后偏瘫还能康复吗？

□ 康复医学科 / 王永慧

脑血管疾病是危害中老年人生命与健康的主要疾病之一，脑卒中是目前导致人类死亡的第二位原因，也是单病种致残率最高的疾病，其高发病率、高死亡率和高致残率给家庭、社会带来沉重的负担和痛苦。

经常会有患者问，生病很多年了，还能康复吗？其实，只要积极主动参与康复治疗，肢体功能还是可以得到部分改善的。

关于中风后偏瘫的康复，看看齐鲁医院专家怎么说……

## 一、脑血管病的发病情况如何？

脑卒中又称脑血管意外，俗称“中风”，是指突然发生的、由脑血管病变引起的局限性或全脑功能障碍，持续时间超过 24 小时或引起死亡的临床综合征。脑卒中包括脑梗死、脑出血和蛛网膜下腔出血等，脑梗死包括脑血栓形成、脑栓塞和腔隙性脑梗死。

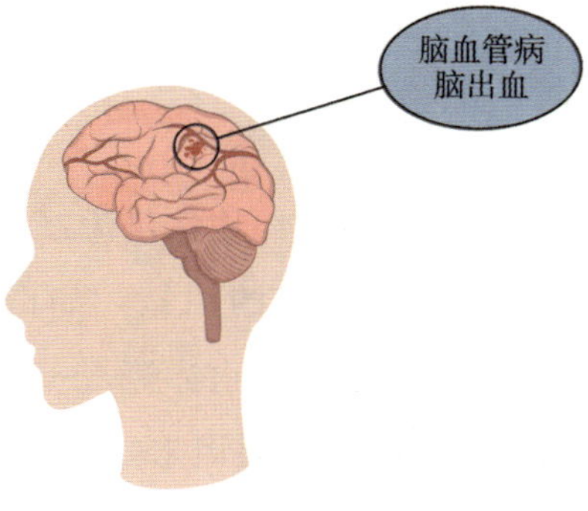


脑卒中是当下危害中老年人生命与健康的常见病，且随着人们日常生活、作息、饮食结构等的改变，逐步趋于年轻化。

## 二、脑血管病主要有哪些症状?

由于脑卒中所致脑损伤部位、范围、性质等的不同，故在临床上的表现较为多样，可以表现为：

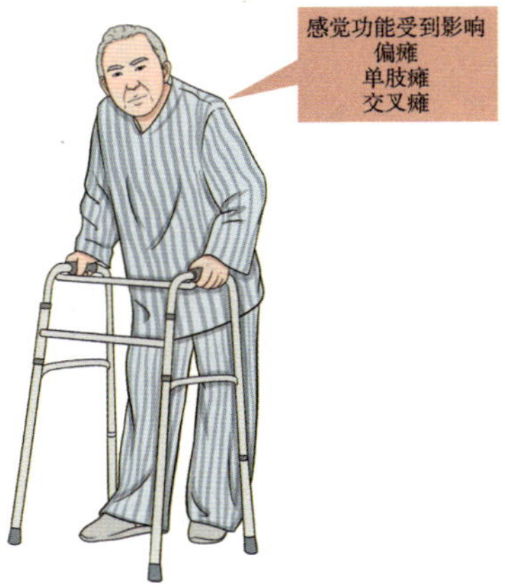


（1）运动、感觉功能障碍：患者可能出现偏瘫、单肢瘫、交叉瘫，偏身浅感觉（如温度觉、痛觉、触觉）或/和深感觉（如位置觉等）障碍等。

（2）交流功能障碍：患者表现为失语、构音障碍等。

（3）认知功能障碍：患者表现为记忆力、注意力、思维能力、计算力的下降，失认等。

（4）心理障碍：患者表现为焦虑、抑郁等。

（5）视野或视力障碍：部分患者可能出现视野缺失（如偏盲）、视力下降或失明。

（6）其他功能障碍：如吞咽困难、二便失禁、性功能障碍等。

脑卒中的复发率约在40%，而初次发病后第一年复发率则高达14%。

## 三、脑卒中的危险因素有哪些?

脑卒中的危险因素包括：

（1）可调控的因素，如高血压、心脏病、糖尿病、高脂血症等。

（2）可改变的因素，如不良饮食习惯、大量饮酒、吸烟等。

（3）不可改变的因素，如年龄、性别、种族、家族史等。

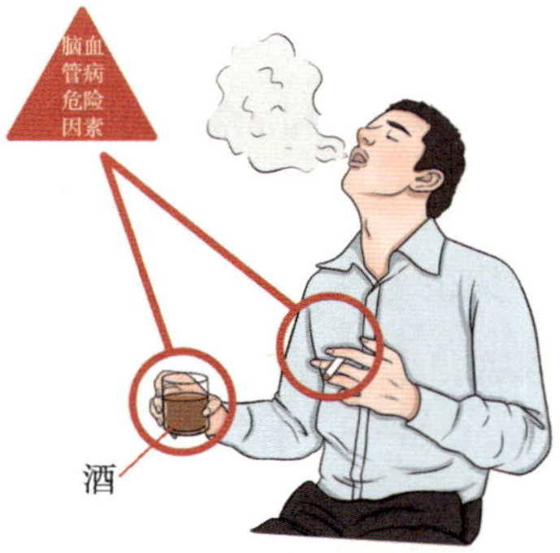

## 四、脑血管病有哪些治疗方法？

急性脑血管病事件一发生，首先想到神经外科的手术和神经内科的急性用药。当急性期过后，或者患者生命体征稳定后（一般指病情稳定 48～72 小时后），针对当时脑血管病所致的各种功能障碍，如偏瘫、失语、吞咽障碍及认知障碍等，需要适时介入各种促进功能恢复的治疗方法——康复治疗，包括运动疗法、作业治疗、言语训练、吞咽训练、认知训练、心肺康复、心理康复、各种运动康复、多种物理因子治疗等，还包括针灸、中医中药等治疗。

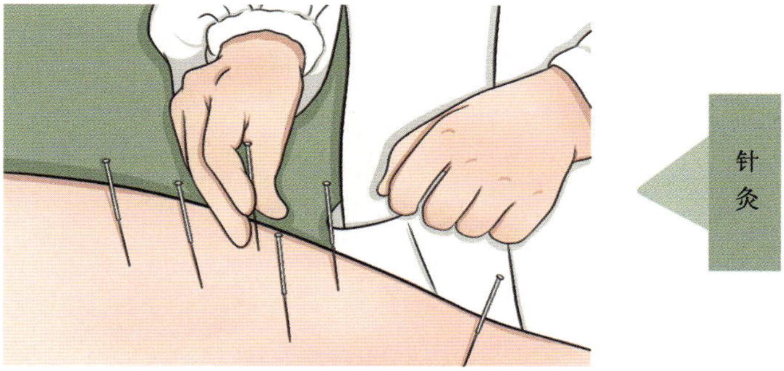


## 五、偏瘫后经过康复治疗，能恢复到什么程度？

不同的患者，由于受脑血管疾病所致脑损伤部位、大小、急性期治疗情况、康复介入情况、并发症、患者主动性等因素的影响，其恢复程度是有差别的。经过积极、系统的康复治疗，大部分患者能恢复日常生活活动能力。

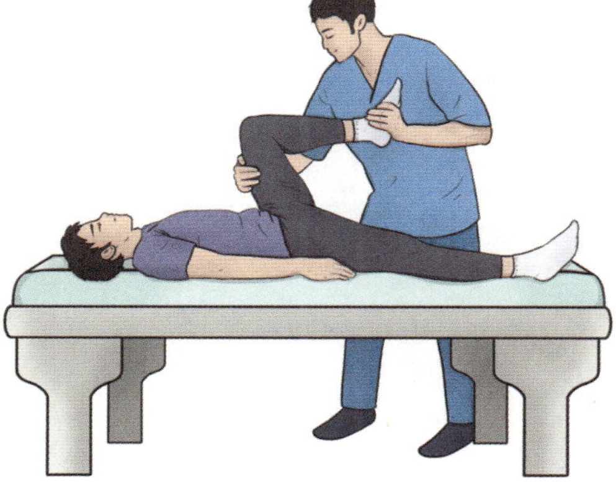

# 王永慧 康复医学科 主任医师

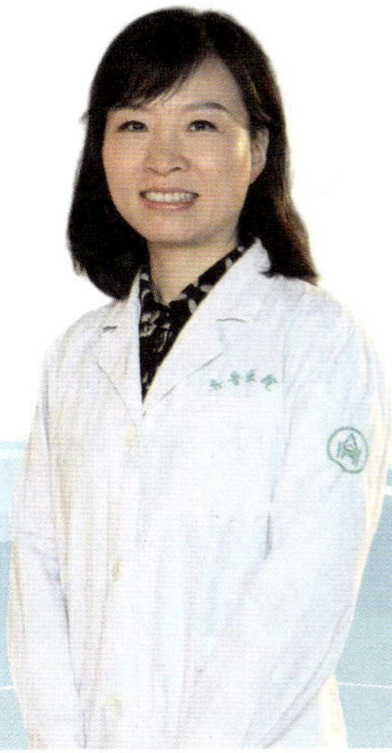

**擅长领域**

擅长脑卒中、颅脑外伤、脊髓损伤、帕金森病、肌萎缩侧索硬化症、颈肩腰腿痛及骨折术后等神经系统和骨骼系统疾病的康复诊断与治疗。注重基于近红外、脑电、功能性磁共振的脑功能受损后脑网络恢复规律及智能康复技术的研究。

**门诊时间**

周一全天、周三下午

山东大学齐鲁医院
QILU HOSPITAL OF SHANDONG UNIVERSITY

# 头痛欲裂、呕吐、癫痫……带你了解“新癌王”

□ 神经外科 / 李刚

大脑作为身体的“司令部”，掌控着我们的一系列行为。大脑出现问题，万万不能忽视。

在我国，每年每10万人中就有8～10个胶质瘤新发病例，并可发生于任何年龄。尽管脑胶质瘤的发病率在全身肿瘤中并不属高发，但由于其治疗难度非常高，致残、致死率也很高，所以有“新癌王”之称。

如此凶险的脑胶质瘤，应该如何应对？

看看齐鲁医院专家怎么说……

## 一、什么是脑胶质瘤？

脑胶质瘤是一种最常见的脑内原发性恶性肿瘤，占中枢神经系统恶性肿瘤的80%，绝大部分发病原因不明，可发生于任何年龄。星形细胞瘤好发于青壮年，胶质母细胞瘤好发于中老年，而髓母细胞瘤多见于幼儿和青少年。男性的发病率明显高于女性，大约为1.5∶1。尽管脑胶质瘤的发病率在全身肿瘤中并不属高发，但由于其治疗难度非常高，致残、致死率也很高，所以有“新癌王”之称。

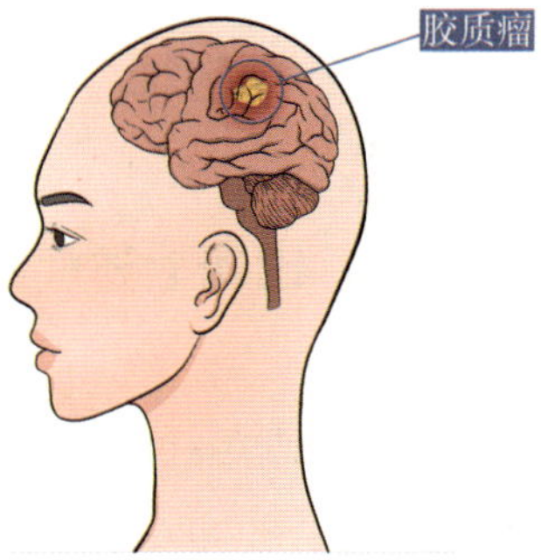


世界卫生组织（WHO）将胶质瘤分为Ⅰ～Ⅳ级，级别越高，恶性程度越高。其中Ⅰ级和Ⅱ级为低级别胶质瘤，Ⅲ级和Ⅳ级为高级别胶质瘤。

Ⅰ级一般为良性，如毛细胞型星形细胞瘤等；如果能够做到肿瘤完全切除，即使术后不辅以放疗、化疗，复发率也很低，但这部分患者的比例较低，仅不足5%。Ⅱ级和Ⅲ级包括星形胶质细胞瘤、少突胶质细胞瘤，其中Ⅱ级属于低级别，Ⅲ级为高级别，而Ⅳ级的胶质母细胞瘤是恶性程度最高的，生长及复发速度最快，多数患者术后在不到一年的时间内就会复发，中位生存期仅1年半左右。胶质母细胞瘤患者的生存时间与多种因素有关，如年龄、部位、肿瘤的切除程度、术后患者的生活质量、肿瘤的病理级别、肿瘤的分子病理、术后是否经标准治疗以及肿瘤对标准治疗的敏感性等。

## 二、脑胶质瘤患者常见的症状有哪些呢？

低级别胶质瘤患者早期临床症状往往不典型，最常见的症状为癫痫，也可伴有偏瘫、失语、视力下降及认知、记忆障碍，而头痛、呕吐等症状一般出现得较晚。

癫痫

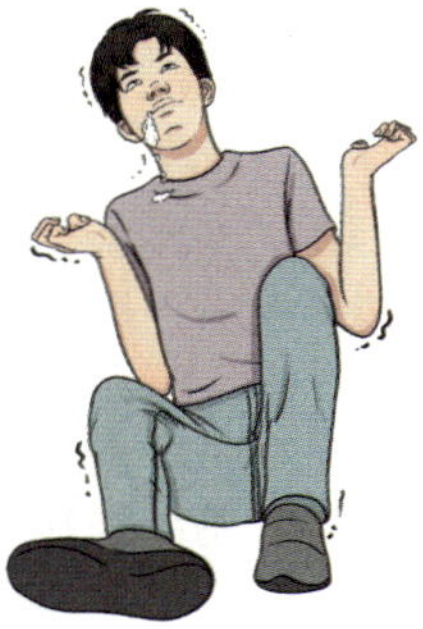

高级别胶质瘤尤其是胶质母细胞瘤，由于肿瘤生长速度快，一般发现即为晚期，肿瘤体积大，患者症状重，多数患者会出现头痛、呕吐、视力下降、癫痫，甚至出现偏瘫、失语和昏迷等，最严重者可能因为脑疝直接危及生命。因此，有上述症状的患者应该及早就医。

## 三、出现上述症状时，应该做什么检查进一步明确诊断？

颅脑磁共振扫描是诊断胶质瘤最常用的检查手段，对于怀疑胶质瘤或者胶质瘤术后进行复查，首选平扫加增强颅脑磁共振检查。另外，灌注成像、波谱成像、弥散加权成像和弥散张量成像等扫描序列也常用于脑胶质瘤的诊断检查。

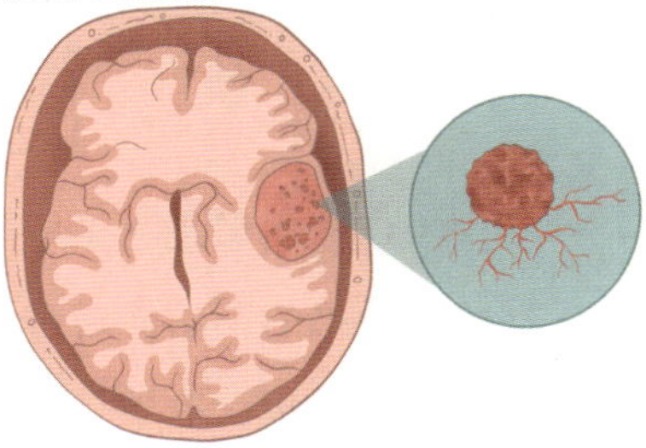


脑胶质瘤的确诊必须依赖手术切除所获取的肿瘤标本，进行组织病理检测和基因检测，二者结合才能得到最终诊断。组织病理诊断可以确定病变性质。

虽然目前在胶质母细胞瘤的临床治疗中疗效确切的分子靶向药物仍较少，但仍鼓励通过分子病理检测来鉴定肿瘤是否携带相关的驱动基因。只有通过基因检测才能明确是否携带与肿瘤相关的基因突变，并在这些临床试验中获益。齐鲁医院神经外科也承担了大量的相关临床试验，因此，较为全面的基因检测是患者获得最佳治疗方案的重要保障。

## 四、脑胶质瘤的治疗方法是什么？

脑胶质瘤的推荐治疗方法是手术切除、放射治疗、化学治疗、靶向药物治疗及电场治疗等。

手术切除肿瘤是首选的治疗手段，综合利用术中的导航、核磁扫描、电生理监测、快速分子病理检测等技术，在尽量保护患者语言、运动等重要功能的情况下，最大限度地切除肿瘤组织，为后续治疗打下良好的基础。

术后结合肿瘤组织病理和基因检测结果，制定相应的放疗、化疗方案，并可辅以电场治疗或分子靶向治疗，从而做到针对不同患者的个体化综合治疗。

目前对于脑胶质瘤的治疗，国内主流的治疗方案与欧美等国家是一致的，齐鲁医院神经外科的脑胶质瘤诊疗水平也处于国内领先水平。

## 五、手术治疗胶质瘤的效果如何？

手术治疗胶质瘤是为了解除肿瘤体积增大导致的神经压迫症状，但对于已经严重受损的脑功能通常难以恢复，其主要目的是改善症状并延长患者生命；通过直接获取肿瘤标本进行病理学和基因检测明确诊断，从而获得后续治疗的机会。多数患者经手术治疗和康复训练后可以恢复正常生活，但也有部分患者术后症状不如术前。

如果胶质瘤发生在与运动功能区相关的部位，或者对这些部位造成压迫即可出现肢体不同程度的活动异常。如果仅为压迫症状，手术解除压迫后，活动障碍能够得到明显缓解；如果功能区受损，即使切除肿瘤，四肢活动障碍也不能完全缓解。

## 六、哪些情况不能行手术治疗胶质瘤？

胶质瘤明确诊断后，多数需尽早手术治疗，除非以下情况：

（1）患者伴有严重心肺疾病、肝肾功能异常或糖尿病等，如不能耐受手术，应当在并发症控制满意后再行手术。

（2）患者长期服用阿司匹林、华法林等抗血小板和抗凝药物，需要停药至少半个月，待凝血功能恢复正常后才能考虑手术。

（3）位于功能区的低级别胶质瘤应当积极行活检手术，明确诊断后及时治疗。

（4）若患者对手术有顾虑或担心手术效果，也可以定期观察，如病情出现进展，再行手术治疗。

## 七、为什么通常胶质瘤患者会出现癫痫？

由于胶质瘤的压迫和刺激，瘤周脑细胞变性和胶质增生而产生致癫痫灶，从而引起不同程度的癫痫。65%～90%的低级别胶质瘤患者以癫痫为主要症状，而在高级别胶质瘤患者中，这一比例为30%～60%。位于额部、颞部和顶部的胶质瘤较枕叶、基底节或丘脑部位的胶质瘤更容易发生癫痫。

癫痫的一种发作形式为单纯部分发作，最常见的是面部、上下肢的抽搐，患者意识不完全丧失；另一种形式为复杂部分发作，患者表现为面部、上下肢抽搐伴意识丧失。如果患者全身震颤伴意识丧失则称为强直阵挛发作，也就是常说的癫痫大发作，常伴有口吐白沫、眼球上翻等症状。也有的癫痫表现为幻嗅、一过性言语障碍等症状。

## 八、如何处理癫痫发作?

很多癫痫患者出现癫痫前有先兆症状，应及时让患者平卧，头偏向一侧，解开衣领袖口，若患者有呕吐，应及时清理口腔呕吐物，避免误吸，如有牙垫，可以垫在磨牙之间，避免患者咬伤舌头。如患者发作时间较长，出现明显的缺氧情况，需要拨打“120”急救，转至医院处理。

## 九、胶质瘤术后复发还能再做手术吗?

绝大多数胶质瘤患者在术后不同时间点都会出现复发，手术对于复发胶质瘤与初发胶质瘤的意义是一样的。

如果胶质瘤复发较早，体积较小，可以考虑采用化疗控制肿瘤的生长；如果控制效果不佳，肿瘤继续生长，建议手术治疗。如果肿瘤复发的位置在不能手术切除的部位，如发生在丘脑、脑干或者其他重要功能区，就应考虑以化疗为主，手术治疗的意义就不大了，对于部分患者还可采用靶向药物治疗，可能有一定的治疗效果。

## 十、什么是立体定向活检手术呢？

立体定向活检手术是一种可以明确病变性质的微创手术，具体来说是通过影像技术与神经导航技术结合，从颅骨上钻一小孔，通过小孔从脑内病变处取出少量病变组织，经病理检查明确疾病性质，是一种为明确病理诊断所采取的可靠性比较高的检查技术，虽然也有一定的风险，但风险相对较小。

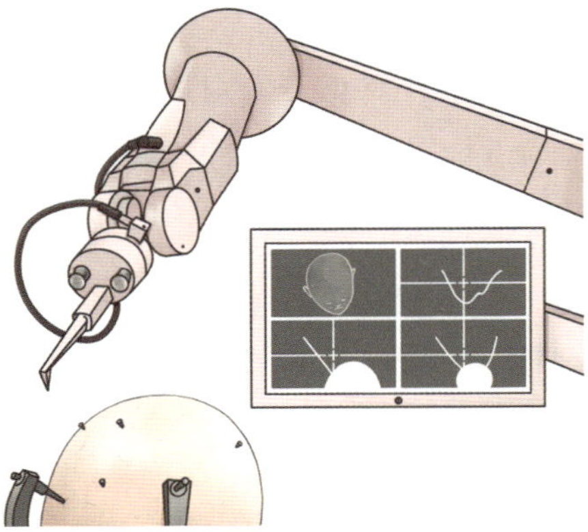


虽然活检结果的准确性较最终手术病理结果的准确性稍差，但仍是非常重要的诊断方法，对于某些不适合手术切除的肿瘤，可以明确诊断，避免手术的风险，并可及时提供诊断和治疗依据，及早采取最合适的治疗方法。

## 十一、什么情况下需要做放疗和化疗？

肿瘤放射治疗简称“放疗”，是用放射线治疗恶性肿瘤，它与手术和化疗并称为肿瘤治疗的“三驾马车”。脑胶质瘤是颅内最常见的原发恶性肿瘤，手术能够将肉眼可见的肿瘤切除，即镜下全切，但肿瘤周边一定范围内仍存在大量肉眼无法看到的肿瘤细胞，这些残余肿瘤细胞如不清除杀灭，会在短期内大量增殖，造成肿瘤复发。所以，利用放射线对这些潜在危险区域进行照射，从而杀死残余的肿瘤细胞，达到控制症状、延长复发时间、延长生存期的目的。因此，脑胶质瘤的术后放疗是非常必要的。

化疗作为胶质瘤的主要治疗手段之一，在胶质瘤治疗中起着十分重要的作用，但并不是所有的胶质瘤患者术后都需要化疗，对于Ⅰ级胶质瘤术后一般认为无需放化疗；对于Ⅱ级低级别胶质瘤，可以从放疗、化疗中受益，但如果手术能够达到全切，并且患者年龄小于 40 岁，可以不用化疗。对于高级别胶质瘤一般在术后均推荐同步放疗、化疗，可以同时应用电场治疗。目前，临床最常用的化疗药物是替莫唑胺，可以口服或静脉注射。

## 十二、胶质瘤术后肢体活动受限的患者是否还能恢复？

肢体功能锻炼对于胶质瘤术后肢体活动受限的患者有积极意义，要在专业人员的指导下，坚持科学、有效的康复锻炼，肢体活动会出现不同程度的好转。

## 十三、胶质瘤患者术后出现精神症状应如何处理？

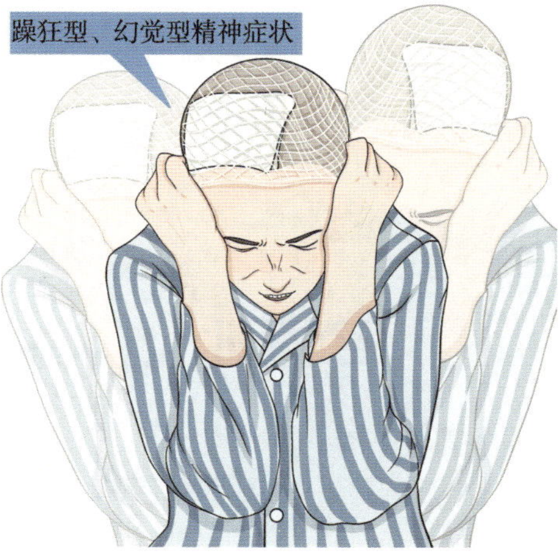


由于神经外科手术创伤较大，切除肿瘤后其相应控制情感或精神的区域可能会受到损害。患者多表现为躁狂型和幻觉型精神症状，如躁动、胡言乱语、幻听、幻视等。在给予药物治疗的同时，还应充分给予心理疏导，不要嘲笑、激怒患者；要耐心听取患者的倾诉，理解并同情患者，共同分析恐惧产生的原因，尽可能消除相关因素，以减轻其恐惧和焦虑心理，密切观察患者的病情变化，保证患者安全，预防意外发生。

## 十四、齐鲁医院针对脑胶质瘤的诊疗有哪些技术上的创新和突破？

近年来，齐鲁医院神经外科团队针对脑胶质瘤的全程化精准诊疗做了大量的研发工作，取得了创新性成果，并达到了国内领先和国际先进水平，具体介绍如下：

（1）研发了脑胶质瘤外泌体全病程全组学液体活检早期诊断和复发监测技术，已在临床上初步应用。

（2）率先创立了脑胶质瘤术中快速分子病理诊断和分子边界判定技术，使脑胶质瘤患者的术中精准诊断和基因水平上的全切成为可能，目前已采用此技术治疗了 300 多例患者，取得了良好的治疗效果。

（3）利用肿瘤类器官培养和太赫兹检测技术，判断胶质瘤患者对放疗、化疗的敏感性。

（4）正在研发能够穿透血脑屏障的磁性纳米颗粒，提高胶质瘤患者的治疗效果。

**李刚** 神经外科 主任医师

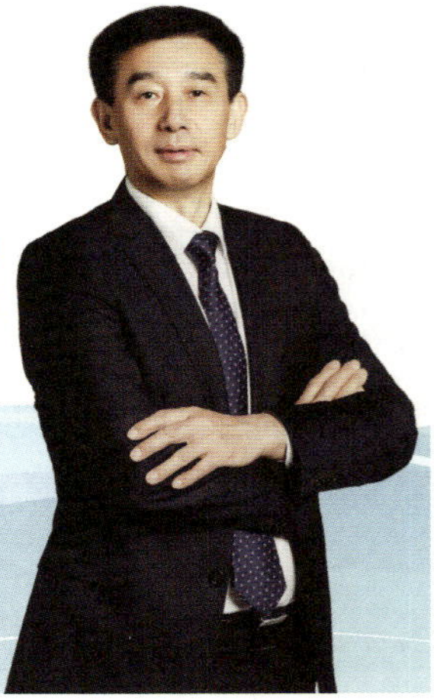

**擅长领域**

擅长复杂脑肿瘤如脑干肿瘤、颅底肿瘤的显微外科治疗，对复杂脑血管畸形及复杂脑动脉瘤的手术治疗有较深的造诣。

**门诊时间**

周一上午、周二上午、周四上午

山东大学齐鲁医院
QILU HOSPITAL OF SHANDONG UNIVERSITY

# 身上长白斑，是白癜风吗？

□ 皮肤科 / 李颖

“医生，我身上怎么掉色了?!”
俗话说，一白遮百丑。
可身上、脸上突然出现一块块的白斑，
不仅影响美观，还会让人焦虑。
身上的白斑到底是什么？
难道就是传说中的“白癜风”?
看看齐鲁医院专家怎么说……

## 一、什么是白癜风？

白癜风是最常见的以色素脱失为特征的皮肤病，其特征是免疫介导的黑素细胞破坏，常表现为瓷白色的白斑，可以累及毛囊，有时白斑上伴有白发，好发于易受摩擦和暴露部位，特别是面部。

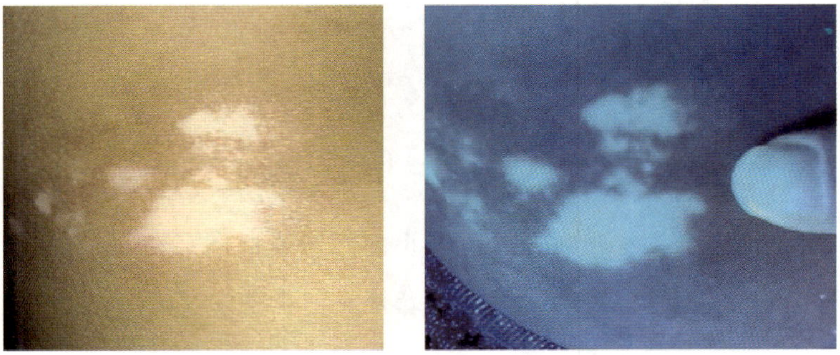

白癜风及伍德灯下的图像（伍德灯下白癜风呈瓷白色）

## 二、白癜风临床分型有哪些？

（1）节段型：通常指沿某一皮神经节段分布（完全或部分匹配皮肤节段）的单侧不对称白癜风。

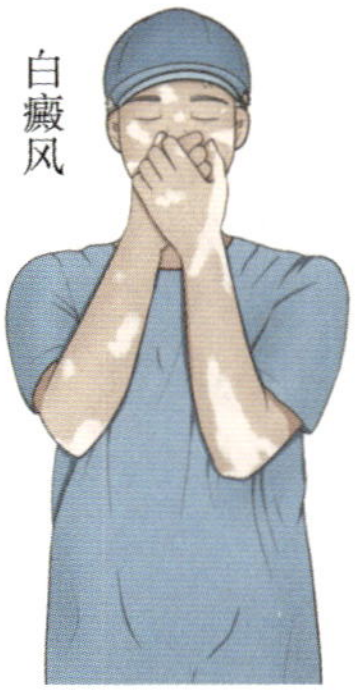


（2）非节段型：包括散发型、泛发型、面颈型、肢端型和黏膜型，其中面颈型、肢端型、黏膜型均有发展为泛发型的可能。

（3）混合型：节段型与非节段型并存。

（4）未定类型：指单片皮损面积小于体表面积的1%，就诊时尚不能确定为节段型或非节段型。

## 三、长了白斑，就一定是得了白癜风吗？

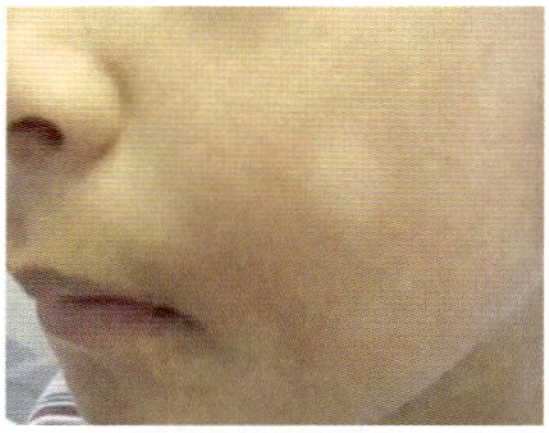

白色糠疹

不一定是！需要与以下几种常见疾病进行鉴别：

（1）白色糠疹：一种多发于儿童面部的轻度炎症性皮肤病。以大小不等的圆形或椭圆形淡白斑，覆糠秕状鳞屑为特征。一般预后良好，皮疹可自行消退，但可复发。

（2）无色素痣：一种先天性、局限性色素脱失斑。主要表现为患儿出生时或出生后不久，躯干、下腹、四肢近端等部位出现持续终生不变的白斑。

（3）特发性滴状色素减少症：大多在中年以后发病，主要累及躯干和四肢等部位，表现为小米粒至绿豆大小的圆形或椭圆形白斑，白斑处皮肤略有凹陷，边界清楚，一般认为与光老化或皮肤老化有关。

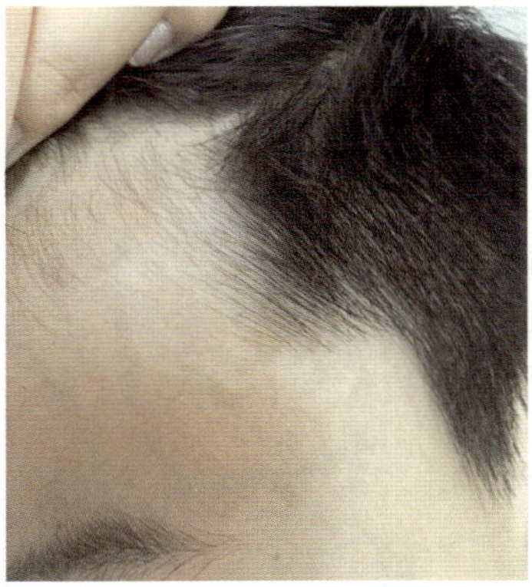
无色素痣

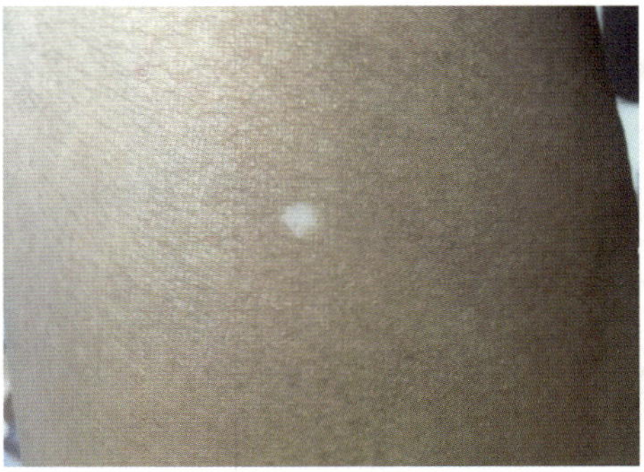
特发性滴状色素减少症

## 四、如何诊断白癜风?

诊断白癜风以典型的临床表现为主，结合伍德灯检查、皮肤共聚焦显微镜检查等明确诊断或鉴别诊断。由于引起白斑的疾病种类较多，因此，当您发现身上有白斑时，建议及时前往正规医院明确诊断。

## 五、如何治疗白癜风?

白癜风的治疗目标是控制皮损发展、促进白斑复色、维持治疗防止再脱色。

外用糖皮质激素可以作为白癜风治疗的一线用药，但需要在专科医生的指导下科学合理应用，钙调神经磷酸酶抑制剂（他克莫司软膏、吡美莫司乳膏）可以作为白癜风的维持治疗用药，其他治疗药物包括维生素 $D_3$ 衍生物、中医中药等。

光疗对于白癜风的治疗和复色具有积极意义，可选择 308 纳米准分子激光、准分子光或局部窄谱中波紫外线（NB-UVB），也可以联合口服或外用糖皮质激素、外用钙调神经磷酸酶抑制剂、点阵激光治疗等。

外用糖皮质激素

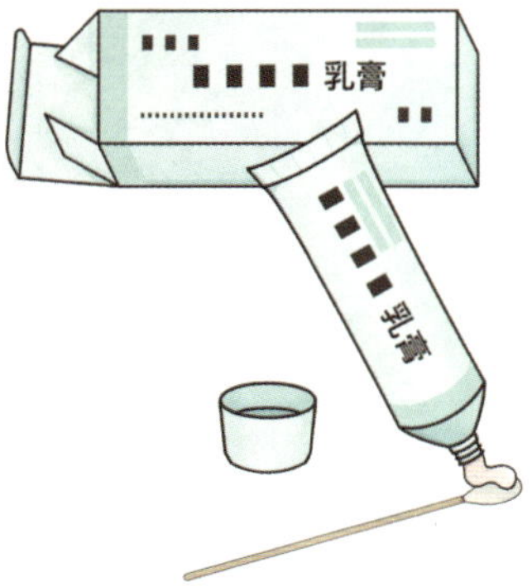


光疗

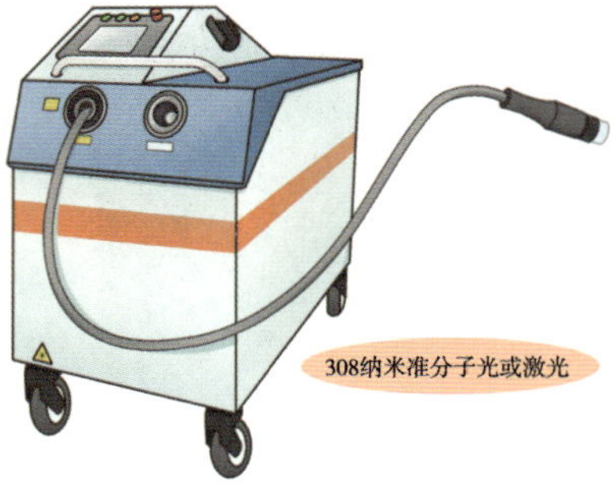


对于进展期白癜风患者来说，可以在医生的指导下选择系统性应用小剂量糖皮质激素尽快控制病情发展，JAK 抑制剂口服及外用治疗白癜风均有一定疗效，有望成为白癜风治疗的新手段。

对于稳定期白癜风（稳定 1 年以上）患者来说，可以考虑移植治疗，常用的移植方法包括自体表皮片移植、皮片移植、自体培养黑素细胞移植、单株毛囊移植，以及自体组织工程表皮移植等。

移植治疗

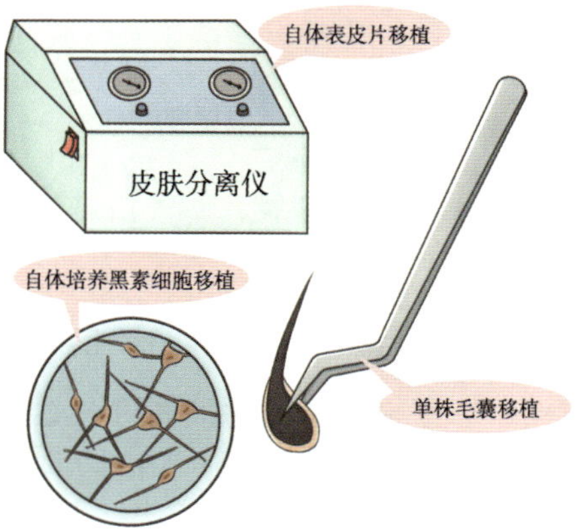


## 六、白癜风患者日常需要注意什么？

（1）注意防晒：避免正午时分外出，外出时穿防晒衣物，在皮肤暴露部位涂抹防晒霜等。

（2）培养健康的生活方式：注意排解压力，保持乐观情绪，树立信心，积极治疗，避免不良的心理应激，避免疲劳、熬夜。

（3）饮食方面：保持饮食和营养均衡，无需特殊忌口。适量补充维生素 B 族、维生素 E、硒及抗氧化剂等，可能有一定帮助。

（4）注意防护：减少皮肤损伤，以免进一步扩大白斑；避免接触刺激性物质。

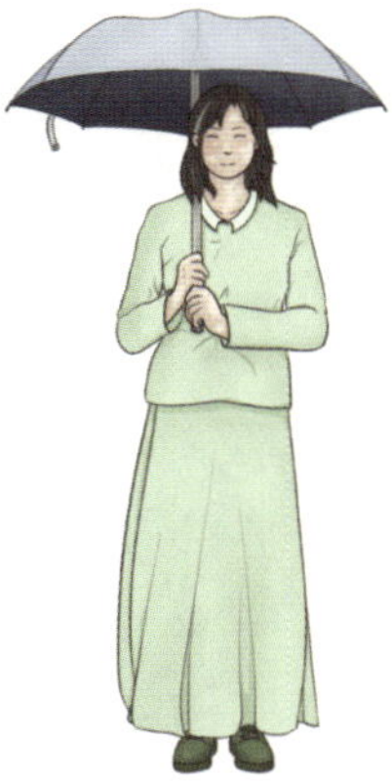

注意防晒

## 李颖 皮肤科 副主任医师

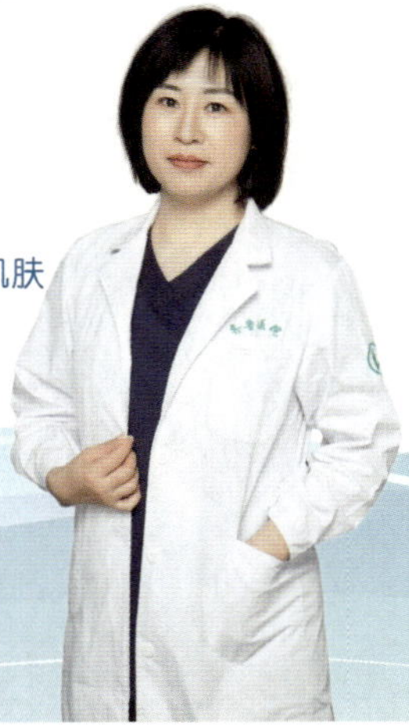

**擅长领域**

湿疹、皮炎等过敏性皮肤病，痤疮、玫瑰痤疮、敏感肌肤等面部损容性疾病，脱发，银屑病及激光注射等美容治疗。

**门诊时间**

每周二、周五全天，周三下午

山东大学齐鲁医院
QILU HOSPITAL OF SHANDONG UNIVERSITY

# 从无声到有声　人工耳蜗助力听障患者获新“声”

耳鼻咽喉科 / 张寒冰

人们常说“耳聪目明”。但有这样一群人，虽看得见缤纷世界，却感知不到世界的声音。幸运的是，人工耳蜗的出现，为听障患者提供了聆听世界的机会。

关于人工耳蜗，看看齐鲁医院专家怎么说……

## 一、什么是人工耳蜗?

人工耳蜗是一种植入式医疗装置，用于帮助重度和极重度听障患者改善和恢复听力，它能够将声音信号转变为电信号，直接刺激耳蜗内的听神经纤维，并通过听神经传到大脑，使听障患者重获听觉。

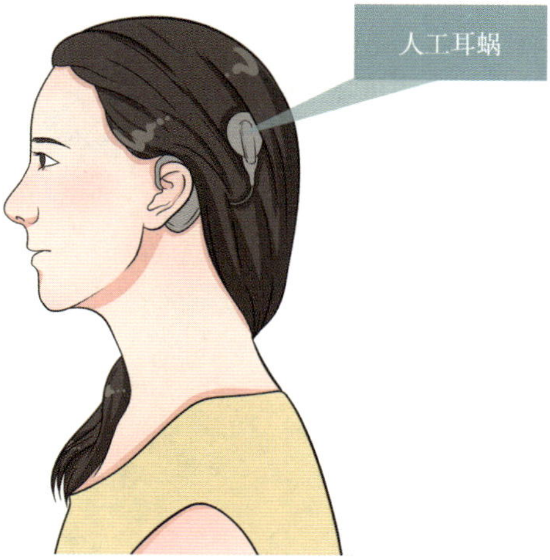

## 二、人工耳蜗和助听器有什么区别?

助听器是将声音放大后，通过残留的内毛细胞，帮助患者听到声音。它起到的是放大声音的作用，需要患者有一定的残余听力。

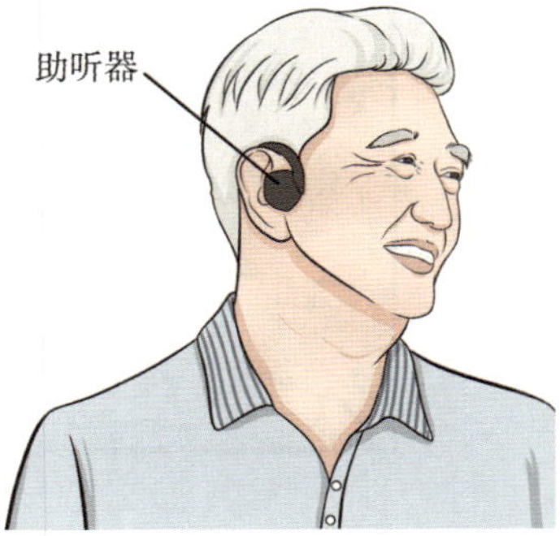


人工耳蜗与助听器的根本区别在于人工耳蜗可以替代缺损的内毛细胞，直接刺激听觉神经，使患者听到声音。

## 三、人工耳蜗是否适用于所有的听障人士?

人工耳蜗并不适用于所有听障人士，有些情况不适合植入人工耳蜗。

《人工耳蜗植入工作指南（2013）》中的绝对禁忌证如下：

（1）内耳的严重畸形，包括米歇尔畸形（即整个内耳没有发育）。

（2）听神经缺如或中断，因为耳蜗内的神经纤维末梢接收到的电刺激需要通过听神经传输到听觉中枢，因此，如果听神经缺如或中断，人工耳蜗是无效的。

（3）中耳乳突急性化脓性炎症，需要先治疗炎症，之后再进行人工耳蜗植入。

《人工耳蜗植入工作指南（2013）》中的相对禁忌证如下：

（1）癫痫频繁发作不能控制。

（2）严重精神、智力、行为及心理障碍，无法配合听觉言语训练等。

听力损失时间过长的成人语前聋的患者，因为听觉言语的基础太差，建议慎重考虑人工耳蜗植入。

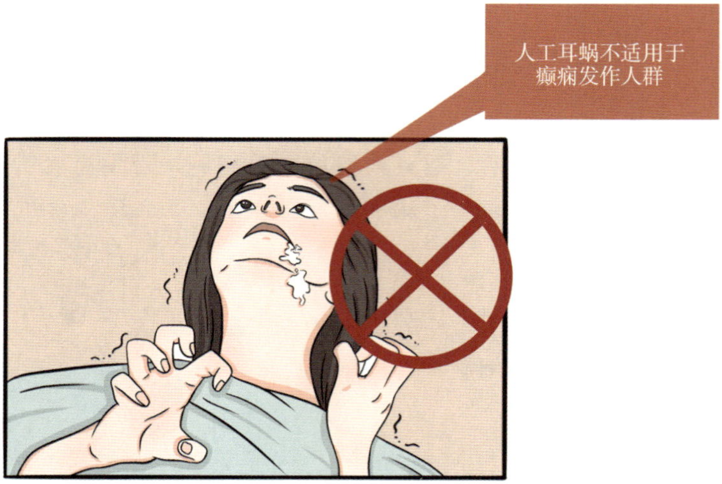


## 四、植入人工耳蜗后，是否能立刻听到声音？

植入人工耳蜗后，患者并不一定会立刻听到清晰的声音，通常需要一个适应期和听力训练期。对于成人语后聋的患者，人工耳蜗开机后，患者可能会感到声音不同于以往，甚至有些模糊。患者植入人工耳蜗后通常需要进行听力康复训练，帮助大脑更好地理解和处理声音，这个过程可能需要数周到数月的时间。

对于低年龄段的听障患者，尽早植入人工耳蜗可以显著地提高他们的语言学习能力。

### 人工耳蜗康复训练

1. **听力训练**：通过不同声音的识别训练，帮助患者分辨语音、音乐和环境声音。同时多听多练，理解语音的含义，也就是能够听懂说话。
2. **语言训练**：帮助患者练习正确的发音和语调，促进语言表达能力。通过听和说的结合，扩大词汇量。
3. **社交沟通训练**：通过角色扮演和模拟对话，提高社交沟通能力，学习如何进行有效沟通。
4. **环境适应训练**：在不同的噪声环境中练习听力，帮助患者适应日常生活中的声音变化。训练患者在嘈杂环境中集中注意力，分辨重要声音。
5. **家庭和学校支持**：教育家长如何支持孩子的听力和语言发展，创造良好的语言环境。与学校合作，制订个性化的学习和沟通计划，帮助孩子在课堂上更好地参与。

## 五、有哪些针对相关人群植入人工耳蜗的便利政策？

山东省人工耳蜗救助项目一直走在全国的前列。现在，山东户籍 18 岁以下符合人工耳蜗植入的患者可直接在齐鲁医院申请山东省听力残疾儿童人工耳蜗康复救助项目，可以免费植入一套人工耳蜗产品以及术后 1 年免费的康复训练。另外，山东的医保政策已将人工耳蜗植入手术纳入医保报销范围，减轻了患者的经济负担。齐鲁医院也积极响应政策，为患者开辟绿色通道，提供高质量的人工耳蜗植入服务，帮助听障人群受益。

## 六、日常生活中应如何保护听力？

（1）避免高噪声环境。尽量避免长时间待在噪声过大的地方，如音乐会现场、工地等。如果不可避免，可以使用耳塞或耳罩来保护听力。

（2）合理使用耳机。遵循“三个 60”原则：佩戴耳机时耳机音量不超过最大音量的 60%，每次使用耳机不超过 60 分钟，当外界环境高于 60 分贝时，尽量不使用耳机。

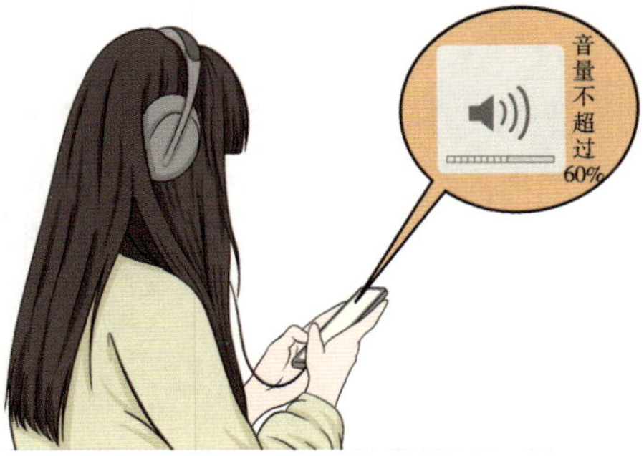


（3）保持耳部清洁。切勿使用不洁物品清洁耳道，以免造成耳道损伤或耳垢堵塞。

（4）注意耳部健康。遇到听力下降、耳鸣、耳部感染或其他问题时，及时就医，避免病情加重或延误治疗。

（5）健康的生活方式。劳逸结合，避免劳累、熬夜和情绪激动，保持均衡饮食，适量运动，避免吸烟和过量饮酒，这些都有助于维护听力健康。

（6）定期听力检查。尤其是中老年人，建议每年进行一次听力检查，及早发现潜在问题并采取措施。

## 张寒冰 耳鼻咽喉科 主任医师

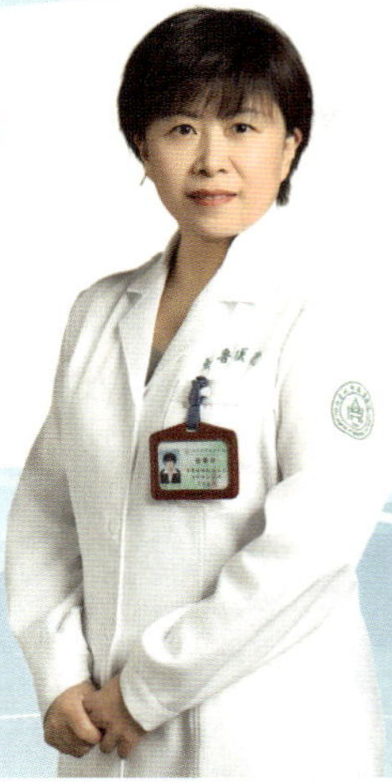

### 擅长领域

擅长耳显微外科，保留残余听力人工耳蜗植入，疑难人工耳蜗植入手术和术前评估，小儿听力诊断，耳聋的诊治。

### 门诊时间

周一全天

山东大学齐鲁医院
QILU HOSPITAL OF SHANDONG UNIVERSITY

# 教你如何让“零牙”变“利齿”

□ 口腔科 / 王克涛

没有什么表情包能形容我今晚的牙疼。

让本就圆的脸雪上加霜（0→◯）。

医生问我的牙齿怎么磨损这么严重？

我说这些年都是咬牙过来的……

小洞不补，大洞吃苦。

定期检查，及时补牙。

牙齿一旦缺失，难免食不知味，丧失不少生活乐趣，所以牙齿掉了要及时修复，而种植牙是最接近天然牙的修复方式。因为其美观、方便、耐用等优点，被称为“人类第三副牙齿”。

关于种植牙，看看齐鲁医院专家怎么说……

## 一、什么是种植牙?

天然牙分为牙根和牙冠两部分，其中牙根比牙冠长，牙根长在骨头里，牙冠在嘴里负责咀嚼食物。

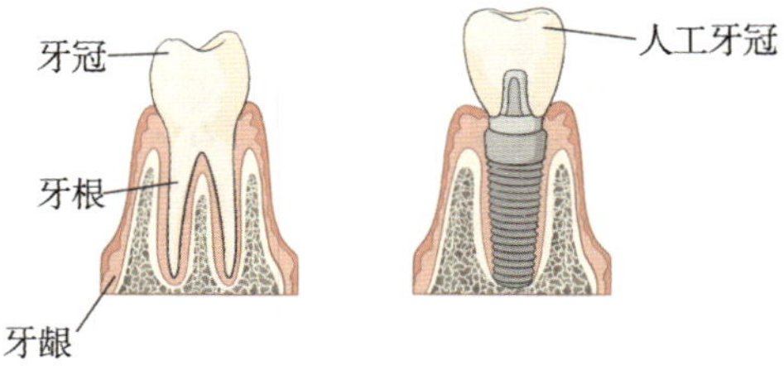


牙齿缺失后，我们在缺牙部位的颌骨上钻个洞，植入一颗种植体，经过 3 个月左右的时间，种植体就和骨头长一块了。然后再制作一个人工牙冠，牙冠通过螺丝连接到种植体上，就可以行使牙齿的功能咬东西或吃饭了。

## 二、什么原因会造成牙齿缺损？

（1）受大的外力：打球时胳膊肘碰撞，骑车摔倒时牙先着地，吃饭时饭里面有石头硌到……水滴石穿，咬合不好的人，牙齿咀嚼韧性食物多了，就会出现牙齿磨耗，牙冠磨没的情况。

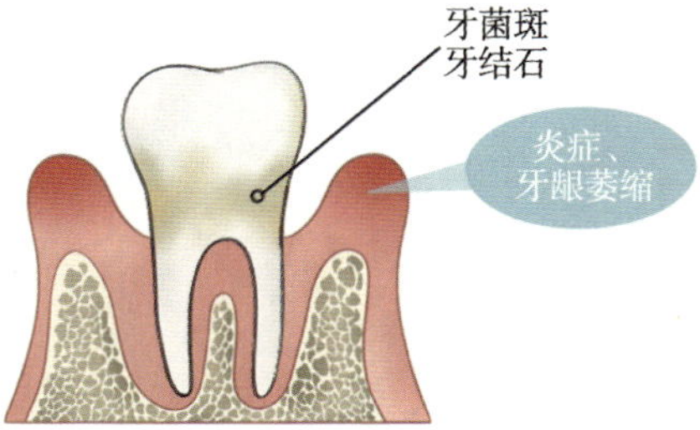


（2）龋病：俗称“虫牙”，细菌吃我们残留的食物残渣，产酸→小洞→大洞→牙齿崩溃。所以每天至少刷牙2次，清除食物残渣和部分细菌。

（3）牙周病：刷牙总有刷不到的地方，时间长了就产生牙结石。细菌在牙结石的间隙内“安营扎寨”，产酸、产毒素，破坏牙齿周围的骨头，牙龈随着萎缩，牙齿慢慢地脱落，所以每年定期清理牙结石也很重要。

## 三、牙缺失的修复方式有哪些？

目前，牙缺失修复主要有三种方式，即活动义齿、固定义齿，以及种植牙。

（1）活动义齿：任何缺牙都可以用，相对比较美观，对现有的牙损伤比较小、价格便宜，但恢复效率比较低、异物感比较重。

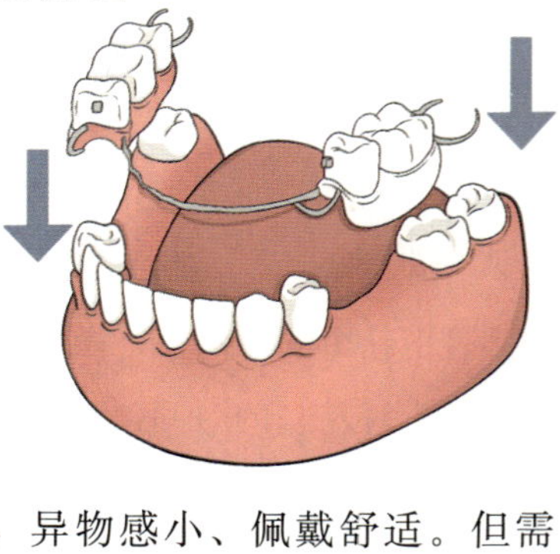


（2）固定义齿：异物感小，但要磨除部分好牙。

（3）种植牙：不磨周边邻牙，对两侧牙齿基本无损伤，体积、形态与天然牙相近，异物感小、佩戴舒适。但需要做个小手术，有小切口。

## 四、种植牙一般能用多久？

种植牙可以终生使用，但是有一些前提要求。

（1）对医生及产品的要求：种牙的医生要有精巧准确的植入手法，会调整咬合；要有合适的牙齿加工厂做出完美的产品。

（2）对患者的要求：种植牙不会得龋病，但如果种植体周围不干净、有牙结石沉积，细菌也会聚集，产生毒素破坏种植体周围的骨头，导致种植体松动脱落。种植体和天然牙一样，重在预防。

## 五、种植牙手术有没有痛苦和风险？

种植牙手术是一个创伤很小的门诊手术，比拔牙的创伤还要小，风险很小。整个过程应用无痛技术，患者术中和术后痛苦很小，单颗牙种植几乎没有痛苦。

种植牙的成功率很高，齐鲁医院种植科近10年的成功率能达到97%～98%，高的成功率得益于医生和患者对种植牙的正确认识。

## 六、全口无牙颌种植适用于哪些人？

通常无牙颌种植是上牙或下牙种植4～6颗种植体，利用架桥的方法将种植体连接起来，并在桥架上做12～14颗牙，既恢复功能又美观。

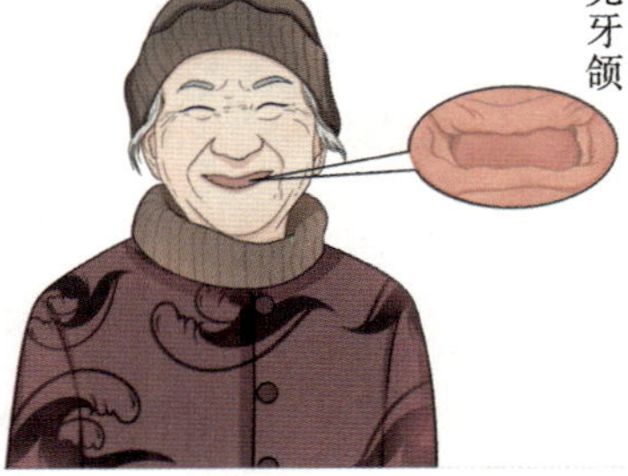


全口无牙颌种植适用于以下两种情况：

（1）患者全口没有牙——无牙颌。

（2）患者还有牙，甚至有很多颗牙，但大部分松动或为残根等——终末牙列。

## 七、种植牙一般适用于哪些人？

种植牙的适用人群是相当广泛的，大多数人都可以进行种植牙手术，但要排除以下三类人：

（1）有严重的全身系统疾病不能耐受手术的。

（2）全身或局部骨头生长力受到损伤，如骨髓瘤化疗后，长期应用激素，注射过双膦酸盐，局部做过放疗等。

（3）处于生长发育期的儿童和青少年，颌骨和牙齿还处于发育和变化的过程，种植体植入后，它的物理三维空间就确定了，不再改变，而孩子的颌骨还是在生长期。

## 八、老年人可以种植牙吗？

年龄大不是问题，经评估能耐受手术，存在骨头生长能力者都可以种植牙。

**王克涛** 口腔科 副主任医师

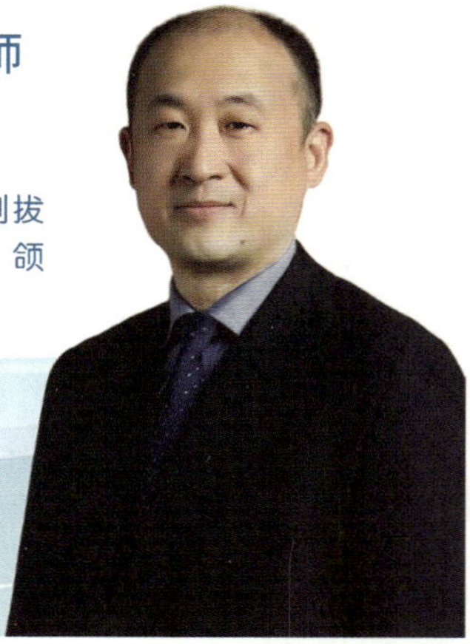

**擅长领域**

擅长口腔颌面部良恶性肿瘤的手术治疗，微创拔牙、不同条件下的种植牙，全口无牙颌的种植修复、颌面部肿瘤术后颌骨重建的种植修复。

**门诊时间**

周一、周四、周五全天

山东大学齐鲁医院
QILU HOSPITAL OF SHANDONG UNIVERSITY

# 警惕“甜蜜”的视力杀手，糖尿病眼病可致盲

□ 眼科 / 李建桥

糖尿病眼病是糖尿病最常见的慢性并发症之一，早期症状不明显，但是一旦发生就会引起患者视力减退甚至致盲，后果不堪设想。

关于糖尿病眼病，看看齐鲁医院专家怎么说……

## 一、糖尿病眼病的发病情况

糖尿病是全球最严重的健康问题之一，糖尿病患病率逐年增长。2021年，全球糖尿病患者达5.37亿，中国约有1.41亿糖尿病患者。

糖尿病可引起很多眼部并发症。其中最多见，同时也是对眼睛损害最严重的是糖尿病视网膜病变（DR），简称“糖网”。

## 二、糖尿病引起的眼部疾病有哪些？

糖尿病引起的眼部疾病包括屈光改变、眼睑病变、结膜及角膜病变、虹膜病变、青光眼、白内障、眼肌麻痹、视网膜病变等。其中，致盲的三大眼病包括糖尿病角膜病变、糖尿病白内障、糖尿病视网膜病变。糖网已成为全世界年龄群组致盲率第一的疾病。

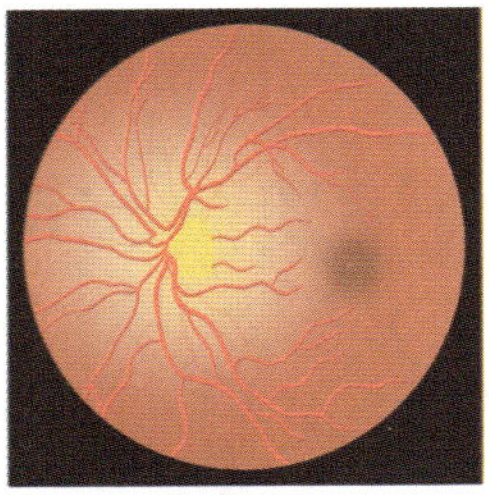

正常眼底

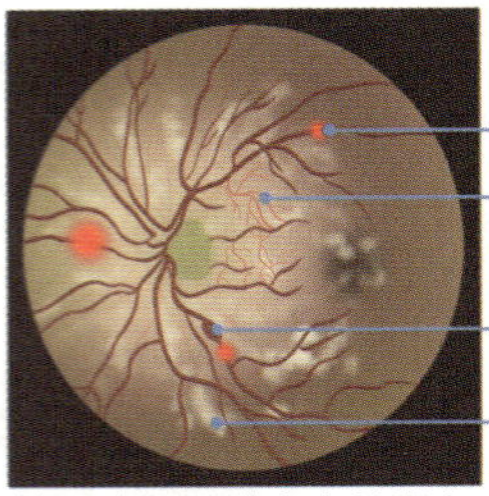


糖尿病视网膜病变的眼底

## 三、男性和女性在糖尿病视网膜病变的发病率上有不同吗?

糖尿病视网膜病变的发生与性别和年龄关系不大，主要与病程长短相关。

（1）1 型糖尿病患者糖网发生率：5 年以内病程者约为 10%，10 年病程者约为 50%，15 年以上病程者约为 90%。

（2）2 型糖尿病患者糖网发生率：5 年以内病程者约为 21%，10 年病程者约为 60%，15 年以上病程者约为 80%。

此外，血糖、糖化血红蛋白（HbA1c）水平和糖网发生率存在直接相关性。

还有一些其他相关因素，如高血压、高血脂、糖尿病类型、血凝状态、肾病、炎症、使用血管紧张素转换酶抑制剂等。也就是说，得糖尿病的时间越长，血糖、血脂、血压控制得越差，患者发生糖网的可能性越大。

## 四、视网膜出现问题时有哪些症状?

糖网患者早期无症状。随着疾病的发展，患者视力明显模糊，直至完全失明。有些患者可能会突然失明，主要是由于玻璃体出血或视网膜脱离；有些患者也可能有眼痛和眼胀，这可能会导致更严重的并发症——新生血管性青光眼。

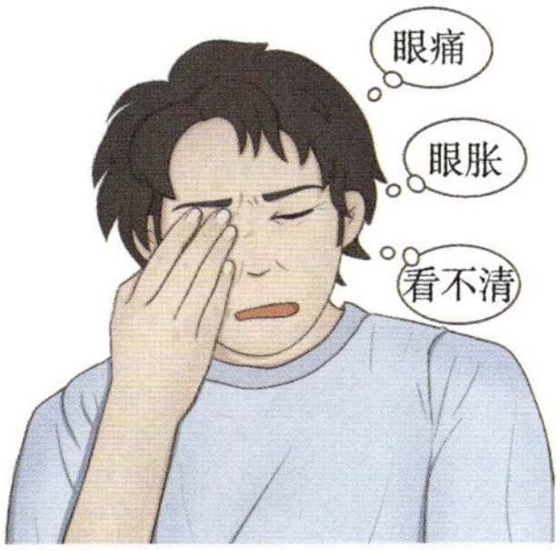

## 五、有哪些隐匿的症状容易被忽视？

在糖网病程的早期甚至中期，不少患者没有任何症状，或者仅有轻微的视力下降，直到病程晚期，患者才会在主观上明显感觉到有不同程度的视力下降，但此时病情已经无法逆转。所以糖网的症状不能作为糖尿病患者判断自己有没有眼底病变以及眼底病变是不是很严重的标准，只有定期进行眼底检查才能够早期发现问题。因此，所有糖尿病患者都应做糖网筛查，确诊后，立即做眼科检查。

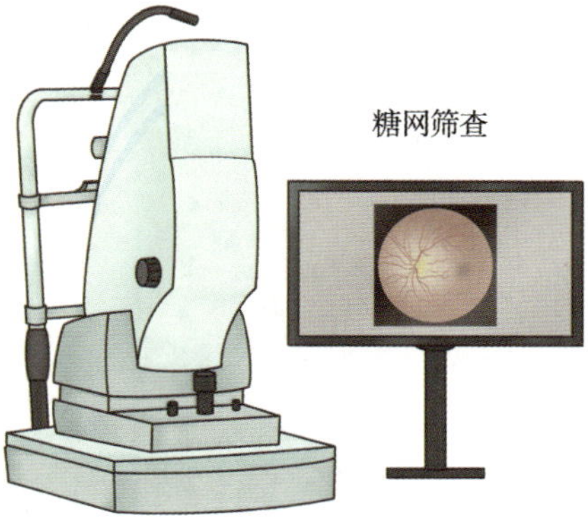

糖网筛查

## 六、如何治疗糖尿病眼病？

治疗方法包括控血糖、激光治疗、抗血管内皮生长因子药物治疗、手术等。常用药物为改善微循环、吸收积血的药物。

激光治疗

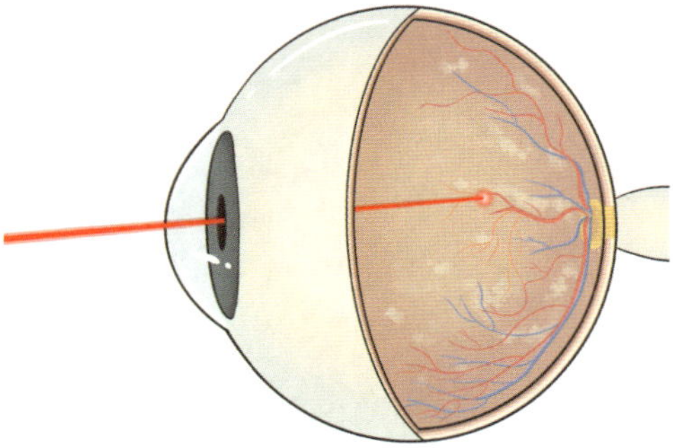

## 七、如何预防糖尿病眼病?

目前，糖尿病眼病的患者趋于年轻化。糖网是可防、可控、可避免的致盲眼病中的首位疾病，早期诊断、有效治疗对延缓病情进展至关重要。定期随访，接受必要、适当的治疗措施，可使90%的患者避免视力严重下降。

**李建桥** 眼科 主任医师

擅长领域

擅长微创白内障及眼底病手术及儿童眼病诊治。

门诊时间

周三全天、周四上午

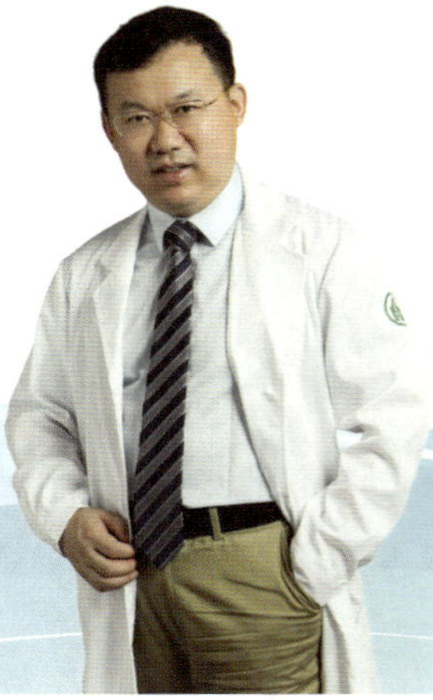

山东大学齐鲁医院
QILU HOSPITAL OF SHANDONG UNIVERSITY

# 这种白血病可控可治

□ 血液科 / 纪春岩

一说起白血病，很多人的印象可能是“不治之症”，有没有可控可治的白血病？

有！慢性髓细胞性白血病就是一种可治可控的慢性疾病。

随着医学技术的不断发展，慢性髓细胞性白血病已经成为类似于高血压、糖尿病等可以长期共存的一种慢性疾病，通过规范治疗即可实现长期共存，甚至停药“治愈”，恢复正常生活。

关于白血病，看看齐鲁医院专家怎么说……

## 一、什么是慢性髓细胞性白血病，患者早期会有哪些症状？

慢性髓细胞性白血病常称为“慢性粒细胞白血病（CML）”，简称“慢粒”，是白血病的一种，也是一种慢性骨髓造血干细胞的恶性克隆性疾病。

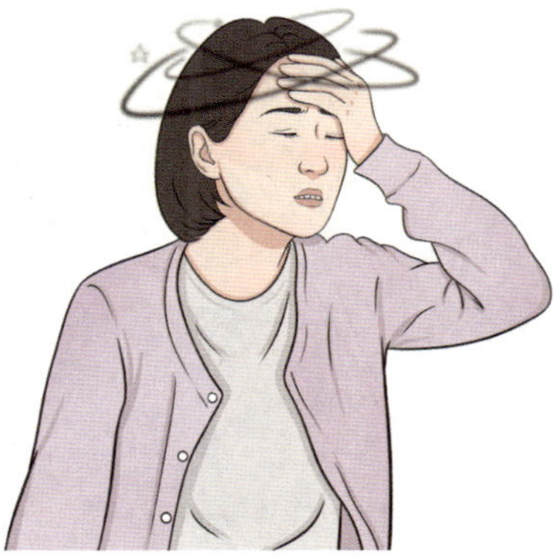


慢粒起病缓慢，早期常无自觉症状，不少患者是在常规体检时或偶然发现外周血白细胞（WBC）升高或脾肿大，而进一步检查得以确诊。

慢粒的自然病程可分为慢性期、加速期和急变期三个时期。慢性期常见的症状包括乏力、头晕、食欲减退、腹部不适等，伴有基础代谢增高的相关症状，如怕热、盗汗、体重减轻、心悸和精神紧张等。慢粒患者的症状并不特异，很隐匿，多伴有明显的脾脏肿大，甚至巨脾，部分患者有肝肿大，其他表现还包括淋巴结肿大、胸骨压痛等。白细胞极度增高时可发生白细胞淤滞症，表现为呼吸困难、头晕、神经精神症状和血栓形成等。慢粒患者初次诊断时，绝大部分（90%以上）处于慢性期，血常规可见外周血粒细胞显著增多伴成熟障碍，嗜碱性粒细胞增多，晚期可出现贫血和血小板下降。

## 二、发现哪些异常应怀疑慢粒？需要做哪些检查明确诊断？

如果患者出现白细胞增多或伴脾肿大，外周血中可见髓系不成熟细胞，应高度怀疑慢性粒细胞白血病。存在费城（Ph）染色体和/或 *BCR-ABL* 融合基因阳性是诊断慢性粒细胞白血病的必要条件。

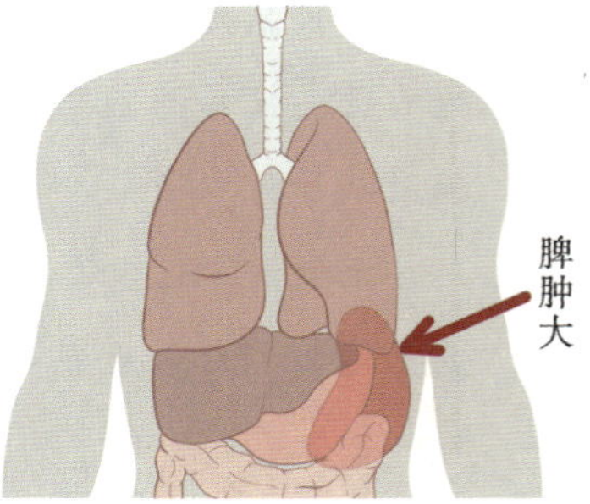


怀疑慢性粒细胞白血病时，需注意患者有无其他疾病史（如感染、自身免疫性疾病）、特殊服药史、妊娠或应激状况。如果白细胞计数增多不能以类白血病反应解释，需要进行细胞遗传学和分子学检查，鉴别是否为慢性粒细胞白血病或其他髓系增殖性肿瘤等疾病。

骨髓穿刺检查

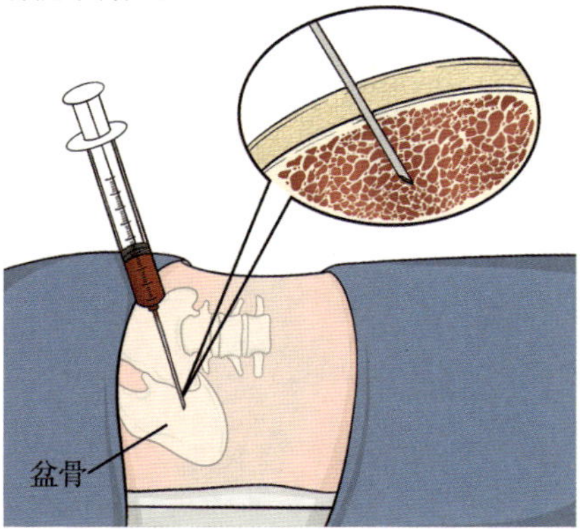


慢粒诊断需要做血常规、肝肾功能等检测。骨髓穿刺检查对慢性粒细胞白血病的诊断是至关重要的，需要做骨髓细胞学和活检，还要完善 Ph 染色体和 *BCR-ABL* 融合基因的筛查，以明确诊断、分期和危险度分层，指导下一步治疗。

## 三、如何治疗慢粒？

现在慢粒的主要治疗手段是口服酪氨酸激酶抑制剂，这类药物通过阻断 *BCR-ABL* 融合基因的活性起作用，也就是通过靶向慢粒发病的根源，把疾病损害减小到最低程度并恢复健康。

（一）酪氨酸激酶抑制剂

伊马替尼作为一代酪氨酸激酶抑制剂治疗初发慢性粒细胞白血病慢性期患者的药物，经长期结果证实，10 年生存率为 80%～90%。二代酪氨酸激酶抑制剂（如尼洛替尼、达沙替尼、博舒替尼）、三代酪氨酸激酶抑制剂（如普纳替尼）的陆续面世，加快和提高了患者的治疗反应率和反应深度，有效克服了大部分患者对伊马替尼耐药的问题，也为伊马替尼不耐受患者提供了更多选择，使致命的慢性粒细胞白血病成为一种可控的慢性疾病。

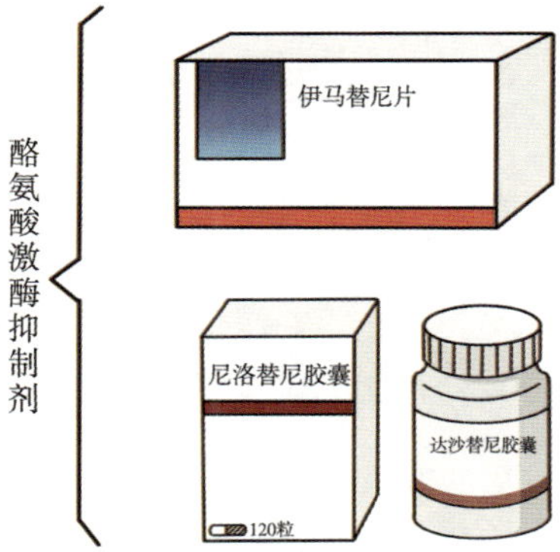


（二）羟基脲

羟基脲是一种在开始进行酪氨酸激酶抑制剂治疗前短时间使用的口服化疗药。在未确诊慢粒时，或确诊时血细胞数值非常高，口服羟基脲可以降低白细胞数目。

（三）干扰素 α 与靶向药物联合使用

在伊马替尼出现以前，如果不能采取干细胞移植，干扰素 α 是最佳的治疗选择。干扰素 α 可以使慢性粒细胞白血病细胞死亡。高剂量治疗时，仅有小部分患者可以达到良好的治疗效果。此外，高剂量治疗时不良反应很常见。

（四）造血干细胞移植

2022 年，美国国立综合癌症网络（NCCN）公布的《NCCN 临床实践指南》，将酪氨酸激酶抑制剂疗法列为一线治疗方案，而异基因造血干细胞移植不再是慢粒患者一线的治疗选择，原则上对至少一种二代酪氨酸激酶抑制剂不耐受或耐药者考虑异基因造血干细胞移植。急变期患者和未获得最佳治疗反应的加速期患者均应在酪氨酸激酶抑制剂或联合化疗获得反应后推荐异基因造血干细胞移植。

推荐的移植方式为异基因造血干细胞移植，新的干细胞会帮助患者生成足够的健康红细胞、白细胞和血小板。如果移植成功的话，疾病可以治愈。不过移植也可能会导致更严重的并发症，甚至死亡。这就是在大多数情况下移植都不是首选治疗方法的原因。

**纪春岩** 血液科 主任医师

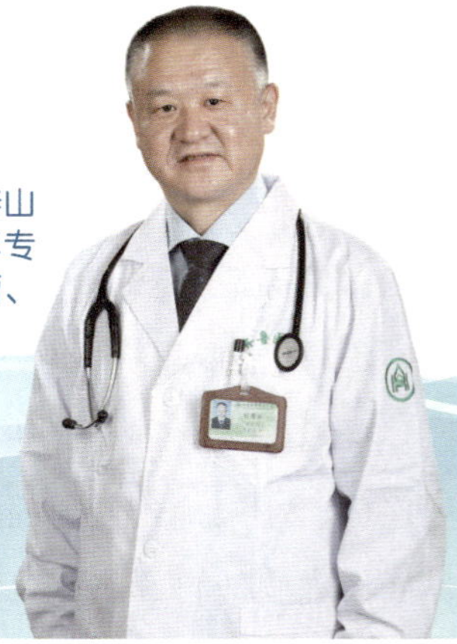

**擅长领域**

中国抗癌协会血液肿瘤专业委员会主任委员、泰山学者攀登计划专家、国家卫生计生突出贡献中青年专家，享受国务院政府特殊津贴。擅长白血病、淋巴瘤、多发性骨髓瘤等疾病的诊治。

**门诊时间**

周三上午

山东大学齐鲁医院
QILU HOSPITAL OF SHANDONG UNIVERSITY

# 恶性肿瘤新克星 硼中子俘获治疗定向爆破癌细胞

□ 肿瘤放疗科 / 程玉峰

恶性肿瘤应该是大家既熟悉又陌生的疾病，熟悉是医学知识的普及让大家对恶性肿瘤有了更多的认识，陌生则是因为很多人讳疾忌医，不愿主动了解恶性肿瘤相关信息。

恶性肿瘤是什么？平常人们说的癌症是不是可以和恶性肿瘤划等号？

看看齐鲁医院专家怎么说……

## 一、什么是恶性肿瘤?

在某些致癌因素的作用下，控制细胞生长的基因发生突变，一些正常的细胞获得无限生长和离开原来部位的能力进而形成恶性肿瘤。

恶性肿瘤有以下几个特点：

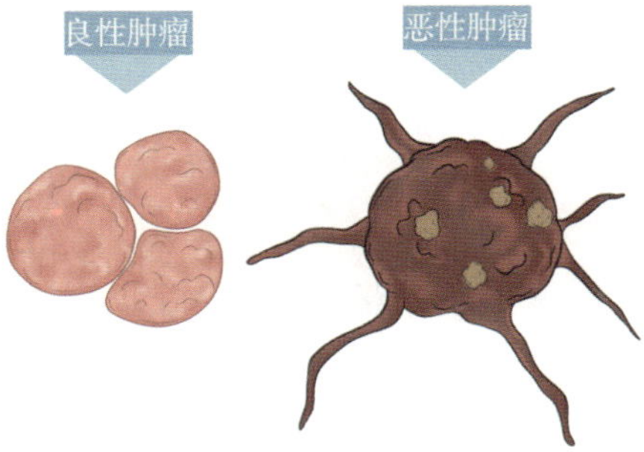


（1）生长迅速，并且通常会侵蚀和破坏邻近组织器官。

（2）通常会远处转移，治疗后容易复发。

（3）可威胁患者的生命。与良性肿瘤相比，恶性肿瘤的细胞更具有侵袭性和破坏性，使得它们对身体造成更严重的威胁。

恶性肿瘤不一定是癌症，但癌症一定是恶性肿瘤。

## 二、恶性肿瘤的治疗手段有哪些？

目前肿瘤的治疗手段较多，主要手段有三个，即手术、放疗、化疗。另外，近些年也有多种行之有效的治疗手段日益受到重视，如靶向治疗、免疫疗法、中药疗法、营养支持治疗等。

中药治疗

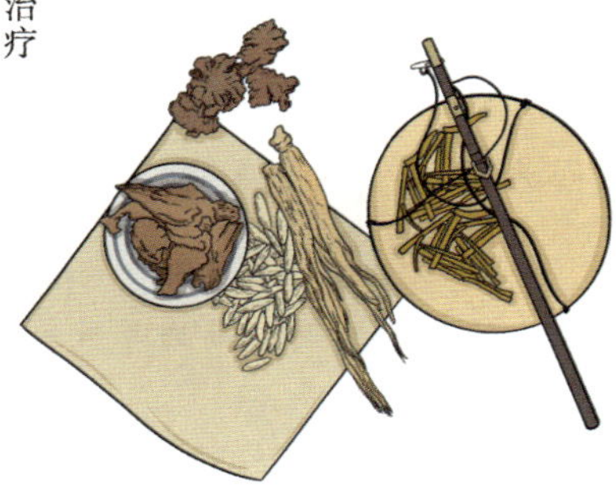

随着医学研究的不断发展，有很多新兴的治疗手段给广大肿瘤患者带来了福音，比如嵌合抗原受体T细胞免疫治疗（CAR-T）、质子治疗和重离子治疗等。而针对比较难治的恶性肿瘤，出现了一种新型且有效的疗法——硼中子俘获治疗。它是一种“精准微创”的先进肿瘤放疗技术，目前只有日本开展了临床应用。对于难治性、复发性的恶性肿瘤，硼中子俘获治疗确实取得了相当好的效果，在未来大有可为。

恶性肿瘤治疗是一个综合性的过程，各种治疗手段的选择应基于患者的具体情况和肿瘤的特征。在治疗前，患者应咨询医生，制订个性化的治疗计划，确保综合治疗的有效性和安全性。

## 三、什么是硼中子俘获治疗？

硼中子俘获治疗，从字面上理解，重点包括两个部分——硼和中子。

硼代表含硼药物，含硼药物需要通过静脉输液进入体内，而体内的肿瘤细胞会比正常细胞摄取更多的硼，并且含硼药物在肿瘤细胞内的清除速度显著慢于正常细胞，就会出现肿瘤细胞内含硼药物的大量富集情况。

中子由中子源以射线的形式发出，不同于常规的放疗射线，中子线的能量很低，在正常情况下，人体接受中子线照射不会受到伤害。

含硼药物在正常细胞的含量相对低，而会在肿瘤细胞内出现富集情况，当含硼药物遇到中子线，接收到中子线的“信号”后，会在局部发生反应，产生核裂变，相当于在肿瘤细胞内“安装炸弹”，“炸弹”爆炸时，爆炸的范围正好是一个细胞的范围。也就是说，硼和中子的反应只会造成单个肿瘤细胞的死亡，而在其周围的正常细胞不会受到爆炸的影响。所以从理论上说，硼中子俘获治疗既可以实现“细胞级别”的精准杀伤肿瘤细胞，又可以实现“细胞级别”的精准防护正常细胞。

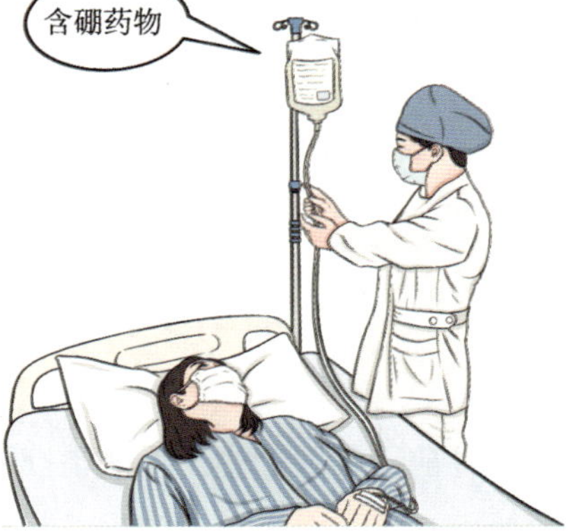


## 四、硼中子俘获治疗在临床治疗上有哪些优势？

（1）针对向周围浸润的肿瘤病灶，硼中子俘获治疗可借助含硼药物区分“敌我”，精准打击肿瘤细胞而保护正常细胞、正常组织。

（2）针对脏器内转移、局部淋巴结转移和全身多发转移现象，硼中子俘获治疗可以扩大照射范围，甚至照射整个脏器或多个转移的区域，同时能充分保护各照射区域内的正常组织。

硼中子俘获治疗

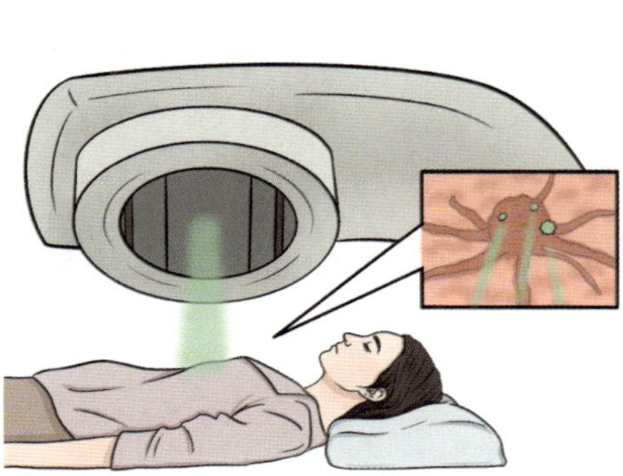

（3）针对难以发现的微小转移灶，甚至是血液中肉眼和影像学均不可见的循环肿瘤细胞，硼中子俘获治疗也具有独特优势，只要含硼药物能够在肿瘤细胞聚集，硼中子俘获治疗就能够将其精准杀灭。

不仅如此，从治疗周期上看，硼中子俘获治疗常规只需要 1～2 次照射，大幅缩短了患者的治疗时间，有效提高了治疗效率和周转速率，让更多患者更早得到有效治疗；还能减轻治疗的不良反应，使患者生活质量大幅提高；便捷快速的治疗可以减轻家庭负担，有利于促进家庭和社会稳定。

## 五、我国硼中子俘获治疗的开展情况

目前，我国硼中子俘获治疗的开展仍处于起步阶段。仅有少数几家医院的中子治疗中心落成使用，如厦门弘爱医院、广东东莞人民医院。齐鲁医院与凤麟核团队联合共建的中子医学中心也已在青岛院区正式启用，它是北方地区建成的第一家中子医学治疗中心，中心配备有我国首台国产硼中子俘获治疗加速器中子源，目前已进入临床前试验阶段，在不久的将来，即可为广大患者提供治疗服务。

**程玉峰** 肿瘤放疗科 主任医师

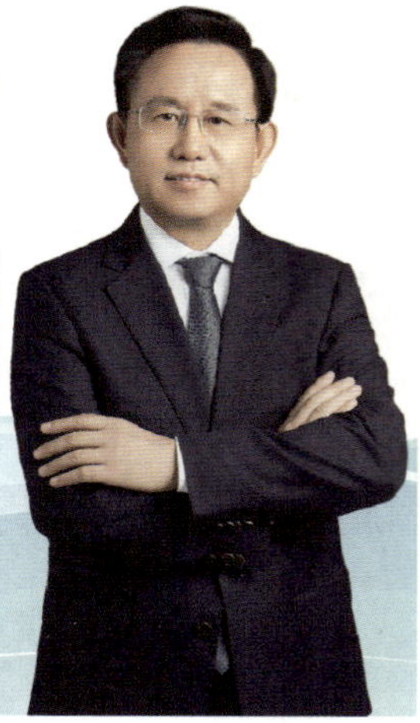

**擅长领域**

医学博士，博士研究生导师、山东大学特聘教授、国务院特殊津贴专家、国家重点研发计划项目首席专家、山东省泰山学者特聘专家，现任山东大学齐鲁医院副院长、山东省恶性肿瘤精准治疗重点实验室主任、肿瘤精准治疗山东省工程研究中心主任、山东大学齐鲁医院中子医学中心主任。擅长食管癌、肺癌、乳腺癌等恶性肿瘤的精确放疗和综合治疗、特定瘤种的硼中子俘获治疗。

**门诊时间**

周三上午知名专家门诊

山东大学齐鲁医院
QILU HOSPITAL OF SHANDONG UNIVERSITY

# 影像检查有辐射吗？你想知道的都在这

□ 放射科 / 于德新

“医生，放射就是辐射吗？”

“我要备孕，能做影像检查吗？”

“我在 CT 室外候诊，也有辐射吗？”

关于“神秘的”影像检查，看看齐鲁医院专家怎么说……

## 一、影像检查有哪些？

目前，医学影像科检查方式主要有三种，分别是 X 线检查、CT 检查和 MRI 检查。

（1）普通 X 线摄影俗称“拍片”，主要用于观察骨骼、肺部、消化道、泌尿道等部位的器官结构和病变。X 线检查具有操作简便、价格实惠的优点，但有一定的辐射。

磁共振检查仪器

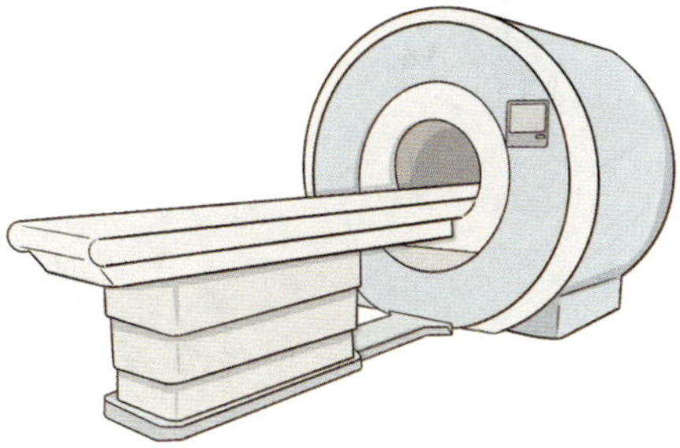

（2）CT 是利用 X 线进行断层扫描的技术，可以清晰地显示人体组织的内部结构，对肿瘤、炎症、骨折等疾病的诊断有重要作用。CT 较 X 线辐射大，但成像效果较好。

（3）MRI 是利用强磁场和高频电磁波的原理，可以清晰地显示人体组织的解剖结构和病理生理功能信息，对神经系统、软组织、关节等疾病的诊断有重要作用。MRI 无辐射，但价格相对较贵、检查时间较长。

## 二、影像检查的辐射有什么危害？

放射科所谓的辐射其实就是电离辐射。电离辐射对人体的危害不仅取决于暴露的剂量和时间，还取决于距离、组织器官的敏感度等因素。电离辐射穿过人体时，一部分会被人体所吸收，被吸收的剂量就是常说的有效剂量，有效剂量的测量单位是毫西弗（mSv），我们通常用它来评估辐射的风险。暴露于过量的电离辐射中可能引起一系列症状，如辐射灼伤、细胞损伤、放射病、癌症和死亡，尤其是白血病、甲状腺癌等。

安全剂量（剂量低、时间短）的辐射暴露一般不会对人体造成危害，比如平时我们接受的 X 线和 CT 检查，都控制在安全范围内。

高剂量和长时间的暴露超出安全阈值则可能对人体造成严重的危害，短时间内接受大剂量辐射可能导致急性放射病，出现恶心、呕吐、头痛等症状，严重时甚至可能导致死亡，这属于急性损伤。

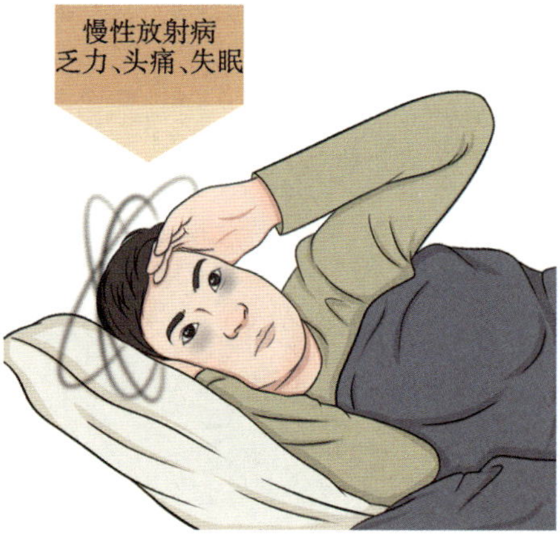


长时间接受低剂量辐射并超出安全阈值可能导致慢性放射病，出现乏力、头痛、失眠等症状，以及各种组织器官的病理改变，属于慢性损伤。

另外，孕妇在孕期接受电离辐射暴露并超过安全阈值时，可能对胎儿造成危害，包括畸形、智力发育迟缓等。

辐射的危害还取决于个体差异和检测方式等因素。因此，在专业医生的指导下，合理选用检查项目并评估辐射剂量，采取适当的防护措施是至关重要的。

## 三、影像检查的辐射该如何防护？

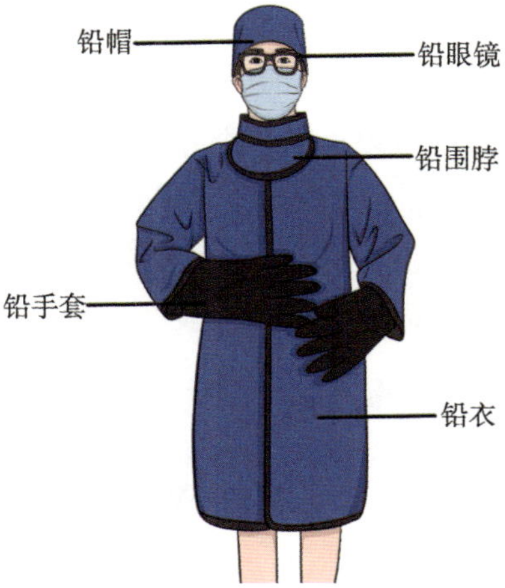


为了保护人体免受电离辐射的危害，需要遵循专业医生的建议采取适当的防护措施，比如对产生电离辐射的各种影像技术进行合理选择，在检查时对无需接受辐射暴露的身体其他部位通过穿戴防护服、采取防护器材等措施进行防护。

影像科常用的防护服包括铅衣、铅帽、铅眼镜、铅围脖、铅围裙、铅手套等。

患者能自理时，陪检家属在检查室外等候即可，避免不必要的辐射暴露。如果患者无法单独配合检查，陪检家属也应正确穿戴防护服，尽量减少辐射暴露。

## 四、影像检查等候区域也有辐射吗？

这点不用担心。

影像科在规划之初就会严格按照国家和相关部门的规定，对扫描室的墙壁、天花板、地板等进行特殊处理，比如加厚、涂料里加入可以屏蔽辐射的材料，门窗则用内嵌铅板及铅玻璃制成，相关设施必须经过有关部门严格检测合格后才可以投入使用，这些措施可以完全屏蔽电离辐射。因此，影像检查室周围环境是安全的，可以保证公众和工作人员的安全。

当患者进入 CT 室或者 X 线检查室的时候，检查门被关上，此时门上的警示灯会亮，提示检查正在进行中，当心电离辐射，这时不在检查室内的陪检家属也是安全的。

## 五、备孕男女、哺乳期妇女、儿童等能做有辐射的检查吗？

备孕男女、哺乳期妇女、儿童对有辐射的检查没有绝对禁忌，但应慎重考虑，遵循专业医生的建议，合理选用检查项目并评估辐射剂量。比如儿童因为重症肺炎急需拍摄胸片或者胸部 CT 来评估病情时，可以对生殖腺等敏感部位进行防护，减少不必要的辐射暴露。

**于德新** 放射科 主任医师

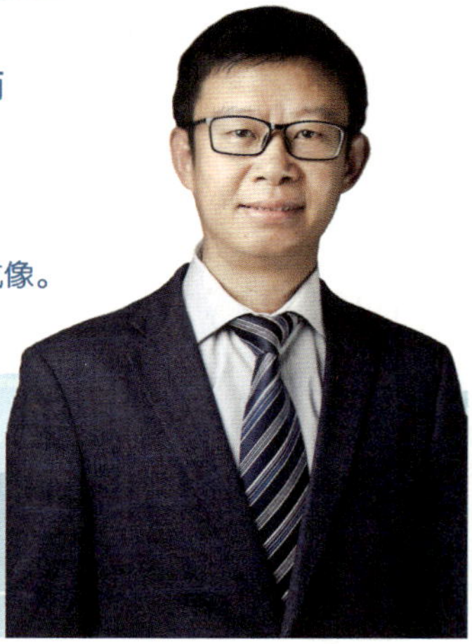

擅长领域

擅长胸腹部疾病的 CT及 MRI 诊断、纳米分子成像。

山东大学齐鲁医院
QILU HOSPITAL OF SHANDONG UNIVERSITY

# 健胃消食片、消食健胃片，你吃对了吗？

□ 药剂科 / 刘安昌

都说别用青春插错秧，

恋爱哪有干饭香！

但干饭太多会引起消化不良，

这时候就会拿出法宝：

健胃消食片！

但你真的了解健胃消食片和消食健胃片吗？

“健胃”和“消食”换换顺序，效果却大不相同。

看看齐鲁医院专家怎么说……

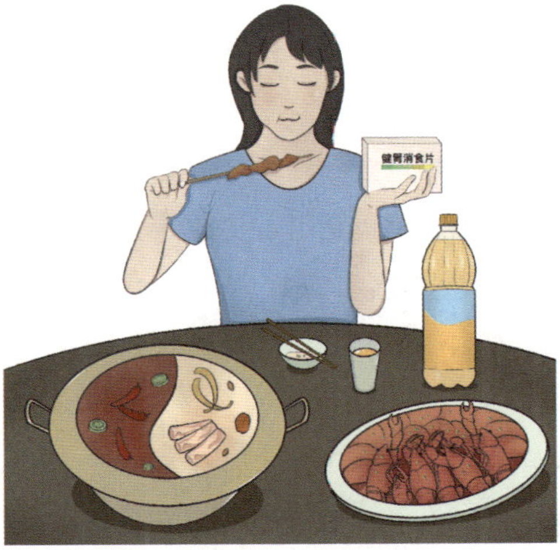

## 一、成分的区别

健胃消食片、消食健胃片的主要成分都有山楂、（炒）麦芽。

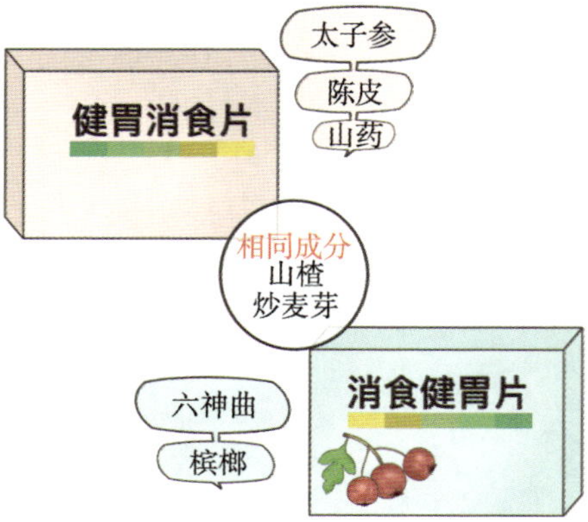


健胃消食片的主要成分还包括太子参、陈皮和山药。其中太子参益气健脾，陈皮理气和胃，山药健脾和胃，山楂消一切饮食积滞，麦芽消米面食积。这些药物共同起到健胃消食的作用，有助于消化。

消食健胃片的主要成分还有六神曲、槟榔。这些药物共同起到消食导滞的作用。

因此，健胃消食片重在健胃，消食健胃片重在通过消食而健胃！

## 二、吃撑了为什么会不舒服？

（1）暴饮暴食或吃得太快，一次摄入过多的食物，会使消化系统不堪重负。

（2）没有彻底咀嚼食物也会导致消化不良。

（3）饮食结构方面不合理也是引起消化不良的一个很重要的因素，比如吃油腻的食物会引起饱腹感和不适感；进食辛辣的食物会刺激消化系统；饮酒、吸烟过多会刺激胃壁，导致胃灼热和消化不良；常喝碳酸饮料会导致腹胀。

（4）日常吃的一些药物，包括阿司匹林等非甾体抗炎药和一些抗生素等，也会导致胃部的不适和消化不良。

## 三、怎样判断自己是否消化不良？

上腹部不适：感觉腹胀、嗳气、恶心等，这有可能是饮食过量引起的一些食积现象。

有胃反流、灼烧、口里感到酸等症状者，很有可能是长期胃食道反流引起的，建议到医院进行相关诊疗。

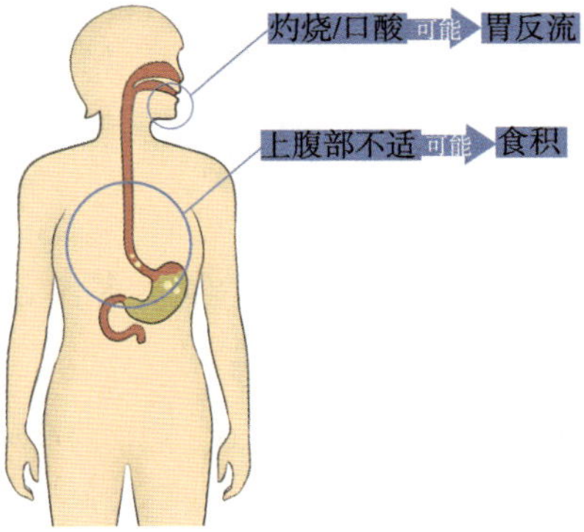


## 四、多潘立酮片应怎样服用？

多潘立酮片是西药中消化药里常用的一种药物，具有促进胃动力、促进胃肠道蠕动的作用。

现在国外的研究表明，多潘立酮制剂过量服用可能会引起心律失常。2022 年，国家药品监督管理局发布《国家药监局关于修订多潘立酮制剂说明书的公告》，12 岁以下儿童（尤其是婴儿）、体重小于 35 千克的青少年和成人慎用多潘立酮制剂处方药，且用药时密切监测不良反应。

出现消化不良症状时，需要在医生或药师的指导下使用多潘立酮制剂，不建议自我诊断使用。

## 五、吃撑后来个山楂管用吗？

山楂的作用是消一切食积，包括淀粉类、蛋白质类、脂肪类引起的消化不良。因此，因为饮食过量而引起的轻微消化不良症状是可以通过食用适量山楂来解决的。

助消化的食物

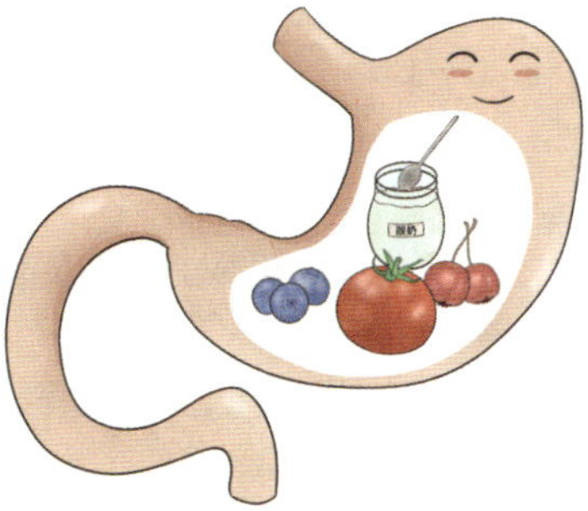

孕妇、胃酸过多、胃溃疡的人群是不适合食用山楂的，因为山楂会刺激胃酸分泌，加重不适症状。

除了山楂以外，还可以食用一些具有消化作用的食物，比如酸奶、西梅、蓝莓，或者西梅汁、蓝莓汁等。胃肠道功能不好的人可以尝试将水果煮熟了吃。另外，蔬菜类如芹菜、西红柿等富含膳食纤维，对促进消化非常有益。

## 六、还有哪些方法可以促进消化?

（1）保持规律的饮食、作息，避免暴饮暴食，适当增加每餐之间的间隔时间，让胃肠道有足够的时间进行消化。

（2）适当增加运动量，有助于改善胃肠道蠕动，促进食物消化。

（3）调整心态，保持良好的心态。情绪紧张、压力过大都可能导致消化功能紊乱。保持心情舒畅有助于消化系统的正常运作。

**刘安昌** 药剂科(临床药学部) 主任药师

擅长领域

擅长药物体内代谢及相互作用等合理用药工作。

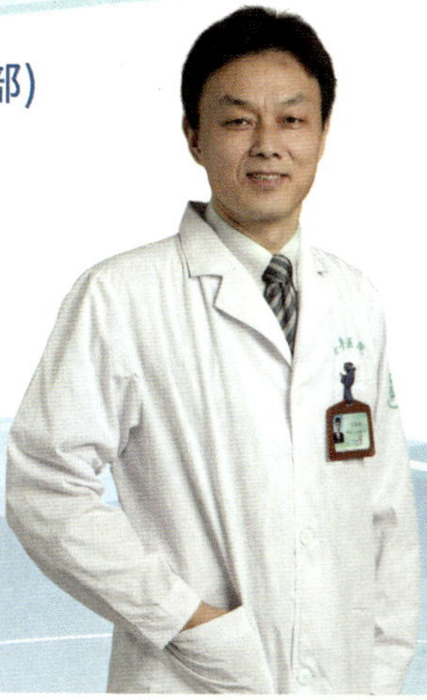

山东大学齐鲁医院
QILU HOSPITAL OF SHANDONG UNIVERSITY

# 超声查出甲状腺结节，我该怎么办？

□ 超声科 / 李海英

小时候，幻想着将来要过稳定的生活……

长大后，超声报告告诉我，

要做一个情绪稳定的人，

脾气暴躁容易得甲状腺结节。

稳定，这不就“被迫”实现了？

现在越来越多的年轻人有甲状腺结节，

甲状腺结节严重吗？

如何读懂甲状腺超声报告？

甲状腺结节如何治疗？

看看齐鲁医院专家怎么说……

## 一、甲状腺是什么？

甲状腺是人体重要的内分泌器官之一，位于颈前。它虽然是“小腺体”，但是有大作用。甲状腺重量有20余克，具有分泌甲状腺激素、提高神经兴奋性、维持基础代谢、促进生长发育的重要功能。

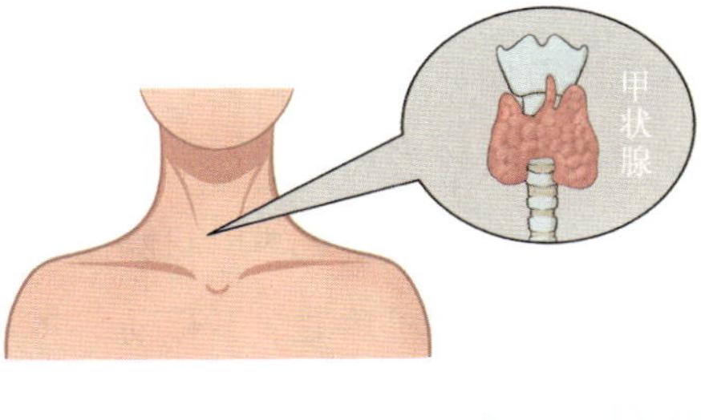

## 二、超声能检查出甲状腺疾病？

当患者感觉脖子不舒服时，医生可能会建议患者做甲状腺彩超检查。通过了解甲状腺内部的回声、血流等，可以判断是否患有甲状腺疾病。检查快捷方便，一般 5～6 分钟就可以完成，检查前也不需要做特殊准备。

## 三、甲状腺结节是什么？

中国《甲状腺结节和分化型甲状腺癌诊治指南（第二版）》（2023 版）中提出：甲状腺结节是常见病，在中国成人中通过超声检查发现直径 0.5 厘米以上甲状腺结节的患病率达 20.43%，其中 8%～16%为恶性肿瘤。

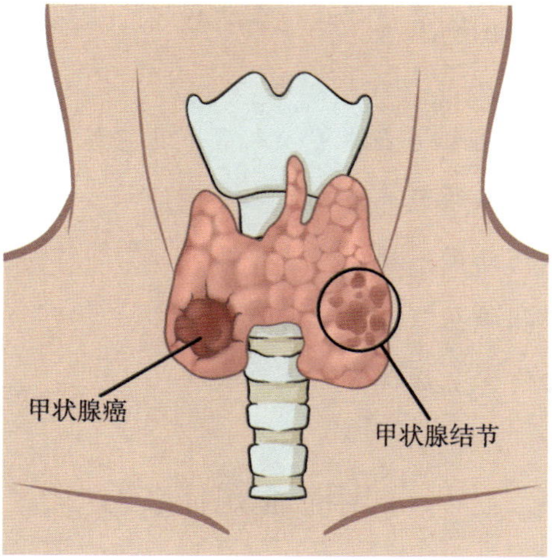


常见的甲状腺结节性疾病包括结节性甲状腺肿、甲状腺腺瘤和甲状腺癌。

（1）结节性甲状腺肿简称“结甲”，占所有甲状腺结节的 80%。患者可能没有明显的不适症状，结节比较大时患者会有吞咽不适、呼吸不畅等症状，女性较多见。

（2）甲状腺腺瘤即甲状腺滤泡性肿瘤的良性瘤，腺瘤多单发，表面光滑、无压痛，随吞咽上下移动，多数患者无明显症状。10%的甲状腺腺瘤有癌变的可能，20％的甲状腺腺瘤容易继发甲状腺功能亢进，从而引起相应的症状和体征。超声上甲状腺腺瘤多表现为单发实性/囊实性结节，边界清，有包膜，血流信号较丰富，常见环绕血流显示。

（3）甲状腺癌常见的组织学类型包括乳头状癌、滤泡状癌、髓样癌和未分化癌。最常见的为甲状腺乳头状癌，占甲状腺癌总数的85％～90％。如果患者做甲状腺彩超，会发现甲状腺有肿块，患者还会有声音嘶哑、吞咽困难等症状，触诊会发现甲状腺有质地异常的结节，结合检查结果和症状，就可以对这种疾病作出相应的诊断。

所以，发现甲状腺结节，也不用太担心，大部分是增生结节，建议患者到正规的医院进行诊疗，采取正确的处理方式。

## 四、如何解读甲状腺超声报告？TI-RADS 分类代表什么？

甲状腺的超声报告一般分为两部分。

第一部分是超声描述。超声医生根据看到的图像对甲状腺做的具体描述，包括甲状腺的大小、回声，有没有结节以及结节的声像图特点。

第二部分是超声诊断。超声的影像诊断是对病灶的位置、性质等方面的描述和诊断。作为患者，当拿到超声报告的时候，建议将关注点放在超声诊断上，以便及时了解自己的病情。

甲状腺的超声诊断最常见的有以下两种情况：

超声医生给出的对甲状腺机能的初步判定。如果甲状腺超声报告上出现了“甲状腺实质回声欠均匀”或者“弥漫性的改变”，那么，建议去临床科室做甲状腺功能的相关化验检查，明确是否存在甲状腺功能的异常，比如甲状腺功能减退、甲状腺功能亢进等。

如果存在结节，报告中会对结节进行评估。甲状腺超声报告上面的甲状腺影像报告和数据系统（TI-RADS）分类是一种针对甲状腺结节恶性风险的评估。

TI-RADS 分类一般将甲状腺结节分为1～6类：

1 类无需处理结节相关问题。

2 类指结节恶性可能性为零。

3 类指大部分是良性结节，恶性可能性小于 2%，定期随访即可。

4 类又分为 4A、4B、4C。4A 是指结节恶性可能性在 2%～10%。4B 是指结节恶性可能性在 10%～50%，4C 指结节恶性可能性在 50%～90%。

5 类是指高度提示恶性结节，恶性可能性大于 90%。

6 类是指已经经过活检证实的恶性结节。

**中国版甲状腺影像报告与数据系统 C-TIRADS（2023 年版）**

| C-TIRADS 分类 | 分值 | 恶性率 | 细针抽吸活检（FNAB）指征 |
|---|---|---|---|
| C-TIRADS 1 | 无分值① | 0% | 无需 FNAB |
| C-TIRADS 2 | −1 | 0% | 无需 FNAB |
| C-TIRADS 3 | 0 | <2% | 最大径≥2 厘米 |
| C-TIRADS 4A | 1 | 2%～10% | 最大径≥1.5 厘米 |
| C-TIRADS 4B | 2 | 10%～50% | 最大径≥1 厘米或最大径<1 厘米，但存在以下情况之一时：①拟行手术或消融治疗前；②可疑结节呈多灶性或紧邻被膜、气管、喉返神经等；③伴颈部淋巴结可疑转移；④伴血清降钙素水平异常升高；⑤有甲状腺癌家族史或甲状腺癌综合征病史 |
| C-TIRADS 4C | 3～4 | 50%～90% | |
| C-TIRADS 5 | 5 | >90% | |
| C-TIRADS 6 | — | 活检证实的恶性结节 | — |

如果结节归在 4 类、5 类，尤其是 4B/4C/5 类，那就要引起重视了！

请在相关专业的临床医生指导下，选择短期随访，或行超声引导下甲状腺穿刺，明确甲状腺结节的性质，决定是否需要手术及选择手术时间。

## 五、FNAB 是什么？

FNAB（fine-needle aspiration biopsy）是细针抽吸活检的英文简称。FNAB 是甲状腺结节在治疗前获得病理诊断的重要手段。

---

① 无结节，不予赋分。

简单来说，就是由医生在超声实时引导下将一根细针（一般为 22～25 G）刺入甲状腺的目标结节内，抽取部分细胞送检，然后由病理医生在显微镜下观察有无肿瘤细胞，从而明确甲状腺结节的良恶性。

FNAB 操作简单，诊断准确率高，总体准确率超过 95%，而且创伤小、并发症少、安全性高。目前，FNAB 已经在临床得到了广泛的应用。

## 六、甲状腺结节的治疗方式主要有哪些？

大部分的结节只需要临床观察即可。

如果需要处理，甲状腺结节的治疗方式主要有短期随访观察、手术（包括传统开放手术及切口小、具有美容效果的腔镜手术）和超声引导下消融治疗。

超声引导下消融治疗是国内外主流指南中推荐选择采用的一种甲状腺微创治疗方式。简单通俗地讲，就是在局麻下，把一根比铅笔芯还略细的消融针精准插入患者甲状腺结节内部，通过热能使结节发生凝固性坏死，一段时间后，坏死的组织会慢慢被机体吸收。在治疗过程中，消融范围可精准控制在瘤体外 0.5 厘米，保证完全消融，从而杀灭肿瘤细胞。

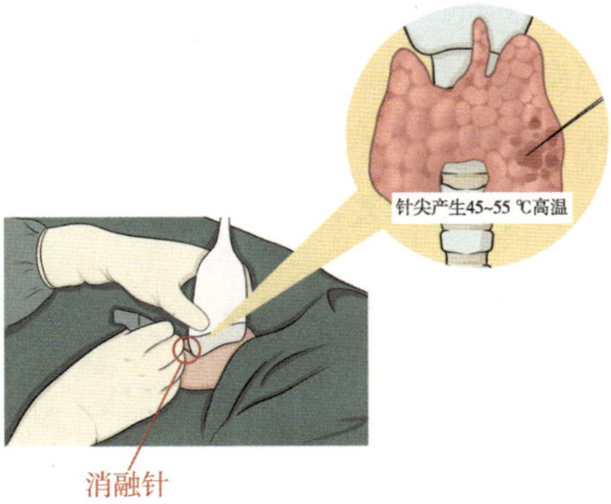


## 七、超声引导下消融治疗的优势有哪些？

超声引导下消融治疗属于微创治疗，颈部没有手术切口，不会留有瘢痕，患者术后观察 1～2 天即可出院，因此被称为创伤最小、痛苦最轻的“针尖下的手术”。

在消融治疗过程中，消融针始终在甲状腺结节内部，只针对结节进行消融，对周边重要结构还会“注水”进行水隔离，不会造成周边组织的粘连。

另外，超声引导下消融治疗因为不切除甲状腺腺体组织，所以相对于其他手术治疗，它在解决肿瘤后，还能保留甲状腺腺体功能，术后不用终身服药。

## 八、什么情况可以选择消融治疗?

一般来说，以下几种情况可以选择消融治疗。

（1）细针穿刺证实是良性的甲状腺结节、直径大于 3 厘米，局部有压迫症状，影响到呼吸、吞咽功能或影响了颈部美观。

（2）结节直径大于 2 厘米，通过随访，持续增长的结节。

（3）位置合适、直径小于 1 厘米的微小甲状腺乳头状癌，无颈部淋巴结转移。

规范的甲状腺结节消融治疗，术前、术后均要进行超声造影检查来评估消融范围，术前要完善各项检查。一般情况下，良性结节治疗后随访 3 年，结节体积缩小率为 66.9%～97.9%。但因为患者具有个体差异性，治疗效果还与患者的免疫状态及结节具体情况有关。

**李海英** 超声科 副主任医师

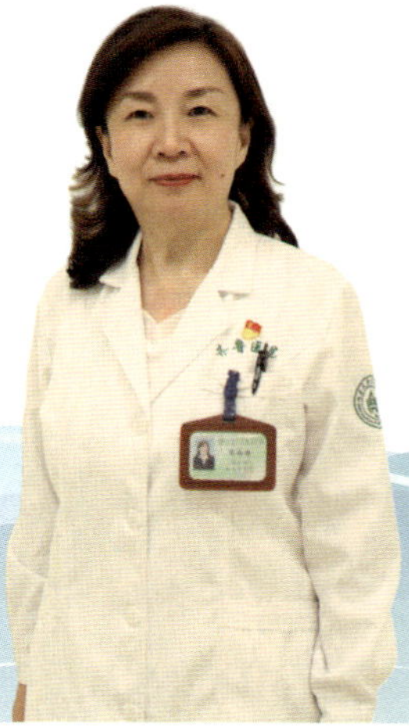

**擅长领域**

擅长腹部、浅表器官、外周血管等方面的超声诊断，尤其对疑难病例甲状腺、乳腺等器官恶性肿瘤的鉴别诊断经验丰富。

山东大学齐鲁医院
QILU HOSPITAL OF SHANDONG UNIVERSITY

# 献血伤身体？别信！其实好处多又多

□ 输血科 / 马现君

它对你迷恋至极，
深夜会在你耳边歌唱，
会不厌其烦地送你一个又一个“红包”，
从不欺骗，毫不隐藏。
它就是蚊子！

都说，双向奔赴才有意义，
为蚊子“献血”只会痛苦，
但真正的无偿献血好处多又多！

我们为什么要无偿献血？
捐献后的血液又去了哪里？
献血有哪些好处呢？看看齐鲁医院专家怎么说……

## 一、我捐献的血液去哪里了？

无偿献血的血液34％用于癌症和血液系统疾病患者；19％用于各种贫血病患者；18％用于外科手术患者；13％用于其他疾病患者，包括心脏、胃和肾脏疾病患者；10％用于骨科患者，包括骨折及关节置换患者；4％

用于产科住院患者，包括孕产妇及新生儿；2%用于创伤患者，包括交通事故在内的各种创伤患者。

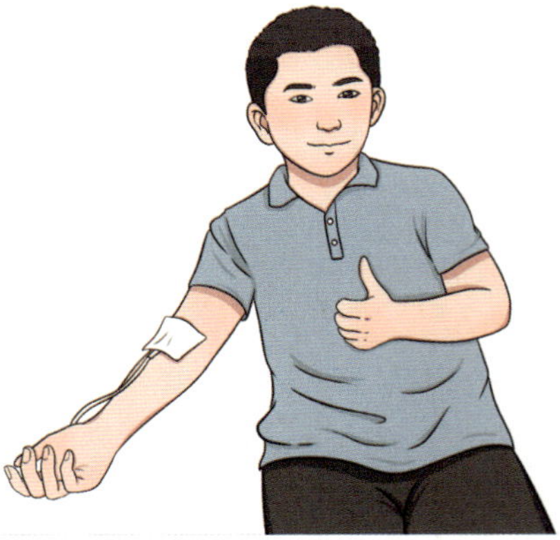

以齐鲁医院为例，2022 年使用了约 47436.25 单位红细胞、6882 治疗量的血小板、5600340 毫升血浆、22098 单位冷沉淀，基本满足了医院临床用血的需求。

## 二、我无偿献血，为什么输血却要花钱?

无偿献血、无偿用血是针对血液制品的价格而言，临床输血时需要花钱，是因为血液采集后需要保存、检测，血液成分分离保存，临床用血时还需进行交叉配血试验等相关检测。患者花的钱是根据物价部门规定收取的血液检测、保存等产生的相关费用，血费是可以返还报销的。

## 三、如何免费用血?

献血者本人或其直系亲属因病输血，在医院需先行交付输血费用，用血者为献血者本人时需携带住院发票、用血明细、医保结算单（自费不用携带）、献血证、身份证到山东省血液中心献血返还办公室报销用血费用；用血者为献血者直系亲属时需携带住院发票、用血明细、医保结算单（自费不用携带）、献血证、献血者及用血者身份证到山东省血液中心献血返还办公室报销用血费用。实现血费直免的医疗机构，用血患者符合报销条件的可以在出院结算时直接减免。大家也可以关注“山东

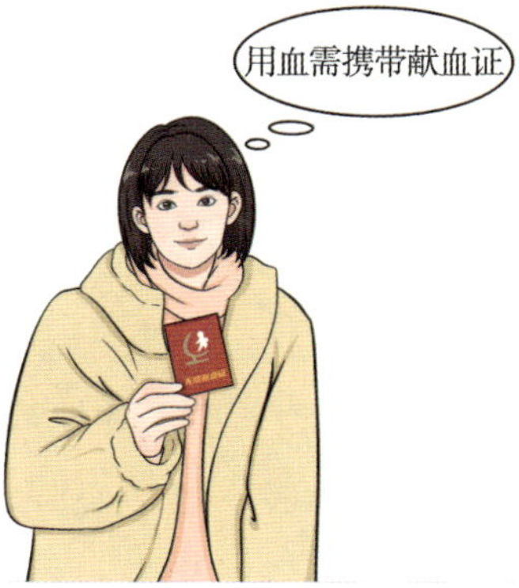

献血”微信公众号，采用线上报销更便捷。

## 四、无偿献血者可以享受哪些奖励政策？

（1）无偿献血者累计献血量在1000毫升以下的，本人自献血之日起5年内，享受减免5倍献血量的临床用血费用，5年后终身享受减免与献血量等量的临床用血费用。

（2）献血者累计献血量达1000毫升及以上的，本人可以终身享受无限量临床用血费用减免。

（3）除献血者本人按上述规定享受的用血优惠外，献血者的父母、子女、配偶、配偶父母、兄弟姐妹、祖父母、外祖父母、子女配偶临床用血时，享受减免累计不超过无偿献血者献血量的用血费用。

目前，为加强对无偿献血者的人文关怀，扎实做好无偿献血者奖励服务保障工作，推动无偿献血事业健康稳步发展，山东省自2023年6月1日起，在山东省荣获国家无偿献血奉献奖的献血者、国家无偿献血志愿服务终身荣誉奖的志愿者和国家无偿捐献造血干细胞奖的捐献者，均可享受“三免”政策：

（1）可在获奖申报市免费乘坐城市公共交通工具。

（2）免门票游览国有公园、旅游风景区等场所。

（3）免交公立医院普通门诊诊查费。

## 五、多长时间可以捐献一次全血？一次最多可以献血多少毫升？

全血的捐献时间最短间隔是6个月。

现阶段我国实行的献血量是全血200～400毫升，男女没有严格的差异，主要看身体情况及血红蛋白值的水平。

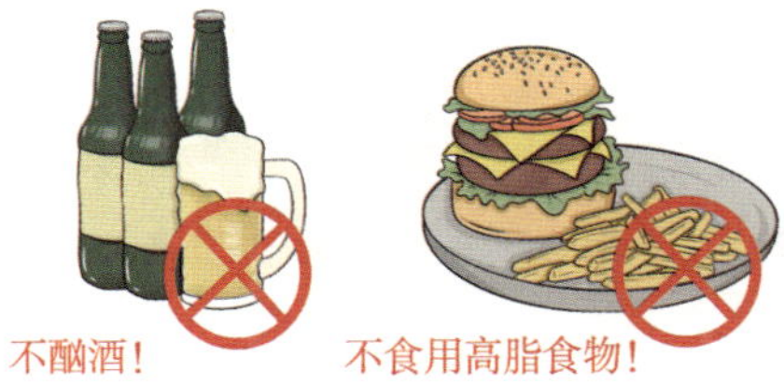


因此，经常献血的人应注意保持良好的生活习惯，不酗酒，不过度食

用高脂食物，适度参加锻炼，在享受献血、奉献爱心的同时，做一位健康的生活达人。

## 六、关于献血有很多谣言，经常献血对身体会有伤害吗？

（1）适量献血会使人更加健康、长寿。坚持长期适量献血的人由于骨髓造血系统不断受到激发，新鲜血细胞的比例明显高于未献过血的人。献血后会降低血液黏稠度。

（2）献血可减少冠心病的发病率。研究结果表明，献血对预防心脑血管系统疾病有重要的意义，可以减少心脑血管疾病的发病率。

（3）献血可减少癌症的发病率。铁元素是人体不可缺少的微量元素之一，但铁质过高超过正常值的10%，患癌症的机会就会增加。唯一的方法是通过流血排除过多的铁质，因而鼓励体内铁质含量过高的男士们定期献血。

（4）献血能净化人的心灵。无偿献血者用自己的血延续、挽救他人的生命，使心灵得到慰藉，使人生更加充实。

## 七、捐献成分血如血小板，采集流程有哪些？

捐献血小板与捐献全血是有区别的，捐献血小板属于成分血捐献，需要捐献者在血细胞分离机上做回收采集，只采集捐献者的血小板及200～250毫升的血浆，其余血液成分再回输回捐献者体内。

捐献者不必担心采集回输的相关传染疾病的风险，采集血小板所用的耗材都是一次性的合格的血小板采集耗材，是经过严格消毒处理的，不会对捐献者产生任何的不适。

## 八、献血需要准备什么？注意什么？

（1）国家提倡健康公民的献血年龄为 18 周岁至 55 周岁；符合健康检查要求的多次献血者，主动要求再次献血的，年龄可延长至 60 周岁。

（2）献血前一晚要适当休息，保证充足睡眠（6～8 小时），切勿劳累过度。

（3）在献血前一晚及献血当日不饮酒、不服用药物、不食用高脂食物，也不可空腹献血，可吃些清淡食品，如面包、稀饭。

（4）献血前一周内，如有感冒、发烧、咳嗽等，或女性在月经期，以及献血当天有身体不适等情况均应暂缓献血。

（5）献血过程中，精神放松，不要太紧张，同时配合好献血服务工作人员的工作。

（6）献血后，按压针眼处 5～10 分钟，4 小时内保持穿刺部位清洁，以防感染，在献血车上休息 15 分钟后方可离去；要多补充水分，正常饮食即可。

（7）24 小时内不参加剧烈运动（如长跑）和高空作业，保证睡眠。

（8）如果针眼周围出现青紫现象，不要紧张，这是因为少量血液渗到血管外，在献血 48 小时后可做热敷，几天后会逐渐消退。

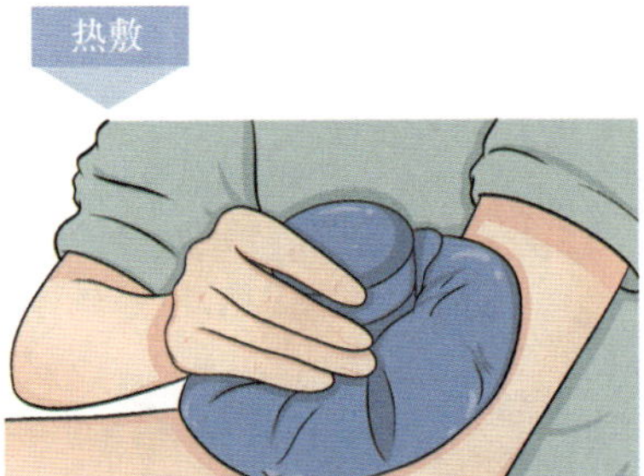


（9）根据《血站新冠病毒感染防控工作指引（第二版）》要求，最后一次新冠病毒核酸检测或抗原检测阳性结果 7 天后可以献血；重型或危重型感染者，康复 6 个月后可以献血。

## 九、献血之前，都要做哪些检查？

（1）体重检查：男性≥50 kg，女性≥45 kg。

（2）血压检查：

90 mmHg（12.0 kPa）≤收缩压＜140 mmHg（18.7 kPa）

60 mmHg（8.0 kPa）≤舒张压＜90 mmHg（12.0 kPa）

（3）脉压检查：≥30 mmHg（4.0 kPa）。

（4）脉搏检查：60～100 次/分，高度耐力的运动员≥50 次/分，节律整齐。

（5）体温检查：正常。

（6）一般健康状况检查：①皮肤、巩膜无黄染，皮肤无创面感染，无大面积皮肤病。②四肢无重度及以上残疾，无严重功能障碍及关节无红肿。③双臂静脉穿刺部位无皮肤损伤，无静脉注射药物痕迹。

## 马现君 输血科 主任技师

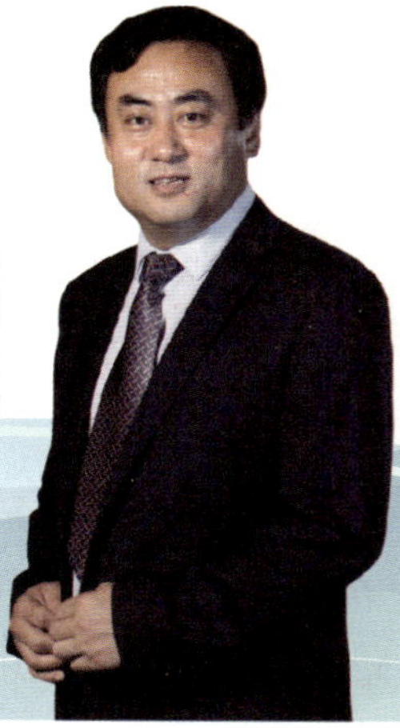

**个人简介**

山东大学齐鲁医院输血科主任，兼任山东省医师协会临床输血分会主任委员；山东省医学会临床输血分会第三届，第四届主任委员；白求恩基金会输血专委会副主任委员；全国自体输血专业学组首届副主任委员；中国医师协会输血科医师分会常务委员等。

山东大学齐鲁医院
QILU HOSPITAL OF SHANDONG UNIVERSITY

# 家长们，孩子出现这些行为要注意！

□ 心理科 / 毛雪琴

孩子天天愁眉苦脸，
说自己心情抑郁。
家人们，奇了怪了。
我天天忙工作、忙家庭，都没抑郁，
小孩子抑郁什么？
经常看见新闻上哪个孩子又做出了极端行为，
很疑惑，
现在孩子的心理承受能力怎么越来越差了。
看看齐鲁医院专家怎么说……

儿童、青少年的心理健康问题不仅关乎一个家庭，更关系到社会的未来发展。随着时代的变化，中国青少年的心理疾病发病率也在逐年增加，这就需要我们对其有更多的关注。

## 一、儿童、青少年的心理特点是什么?

（1）儿童（6～12岁）心理特点：①好奇心强。②喜欢模仿。③情绪不稳，安全感差。④意志力差。⑤思维发展存在阶段性：动作思维一形象思维一抽象思维。⑥表达能力受限。

（2）青少年（12～18岁）心理特点：①智力发展显著：学习思考能力

增强。②自我意识趋于成熟：敏感与自尊心强。③情感的矛盾性：独立与依赖、理性与感性。④性意识开始觉醒：对于性生理和性心理的迷茫和好奇。⑤意志力增强：目标的选择、坚持、结果的担当。

## 二、儿童、青少年情绪障碍期间心理行为问题的常见临床表现包括哪些？

儿童、青少年情绪障碍期间心理行为问题的常见临床表现包括三个方面：

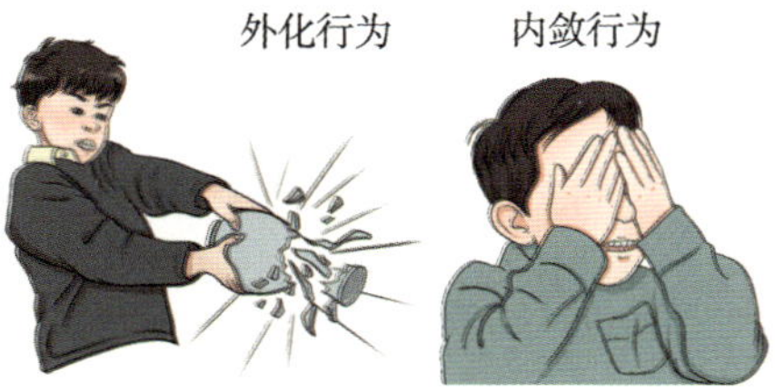


（1）情绪不稳：焦虑、抑郁、烦躁。

（2）躯体化症状：症状表现可涉及全身各个系统、器官。

（3）行为表现：①外化行为（向外释放）：发脾气、争吵、摔东西等。②内敛行为（向内压抑）：独处、默默流泪、拔毛、非自杀性自伤等。

这些情况在临床精神心理科有明确的诊断归类。

## 三、儿童、青少年心理行为问题的影响因素有哪些？

《2022年青少年心理健康状况调查报告》指出，家庭因素与青少年心理健康密切相关。住校、父母外出工作，这样缺少父母照顾与陪伴的青少年有更多抑郁、孤独、手机成瘾问题。家庭关系紧张、父母不和睦的青少年的心理健康风险更高。

《2022年青少年心理健康状况调查报告》

- 报告中指出：
- 家庭因素与青少年心理健康密切相关。
- 住校、父母外出工作，这样缺少父母照顾与陪伴的青少年有更多抑郁、孤独、手机成瘾问题。
- 家庭关系紧张、父母不和睦的青少年的心理健康风险更高。

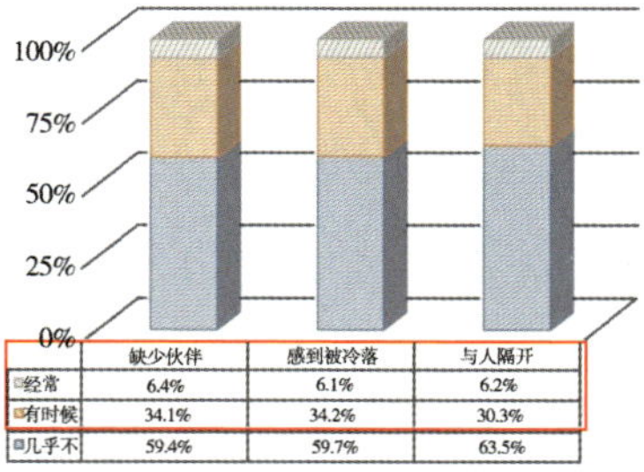


| | 缺少伙伴 | 感到被冷落 | 与人隔开 |
|---|---|---|---|
| 经常 | 6.4% | 6.1% | 6.2% |
| 有时候 | 34.1% | 34.2% | 30.3% |
| 几乎不 | 59.4% | 59.7% | 63.5% |

《2022年国民抑郁症蓝皮书》指出，77%和69%的学生患者由于人际关系和家庭关系紧张易出现抑郁，53.91%的学生患者因学业压力出现抑郁。63%的学生患者在家庭中感受到严苛/控制、忽视/缺乏关爱和冲突/家暴。

学生抑郁的原因

家庭关系紧张

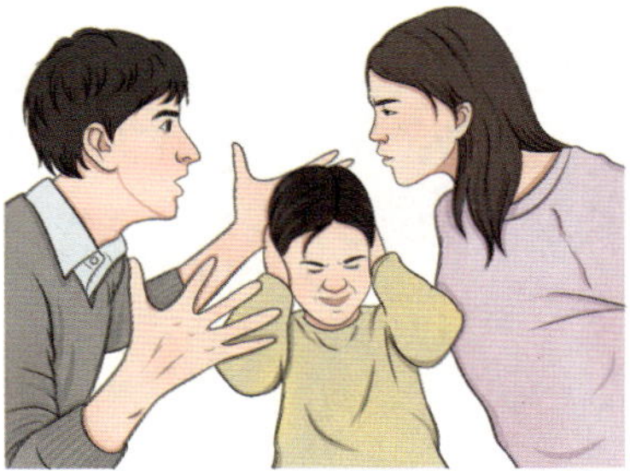

## 四、不同的教养方式有哪些？

不同的家庭环境会形成不同类型的家庭教养方式，对照看看，你家属于哪种？

（一）权威型

·主要特点：高要求、高反应。权威型是最有利的教养方式。

·家长提出合理的要求，设立适当的目标，并对孩子的行为进行适当的限制。同时，表达对孩子的爱，并认真听取孩子的想法。

·特点：既严格又民主。

·这种教养方式，孩子有很强的自信和较好的自控能力，比较乐观、积极。家长在孩子心目中有权威，家长对孩子有尊重和理解。

（二）专制型

·主要特点：高要求、低反应。要求孩子无条件地服从自己。

·家长为孩子设立的目标和标准很高，甚至不近情理，但是孩子不可以反抗。

·亲子关系是不平等的。

·特点：严格但不民主。

·这种教养方式，孩子会表现出焦虑、退缩等负面情绪和行为，在学校可能会有较好的表现，比较听话、守纪律等。

（三）放纵型（溺爱型）

·主要特点：低要求、高反应。

·家长对孩子表现很多的爱与期待，但很少对孩子提要求和对其行为进行控制。

·这种教养方式，孩子容易表现得很不成熟，且自控力差。一旦不满足要求，孩子会表现出哭闹等行为，对家长表现出很强的依赖性，往往缺乏恒心和毅力。

（四）忽视型

·主要特点：低要求、低反应。忽视型是伤害最大的教养方式。

·家长对孩子不很关心，不提要求，不控制孩子的行为；同时也不表现爱和期待。只提供物质需求，不提供精神支持。

·这种教养方式，孩子易出现适应障碍，适应能力和自控能力往往较差。

## 五、家长应该怎么做才能让孩子拥有健康的身心和成长环境？

影响儿童、青少年心理行为的家庭因素主要是家庭的结构和功能，即家庭结构是否完整、家庭功能是否充分。具体包括以下四个方面：

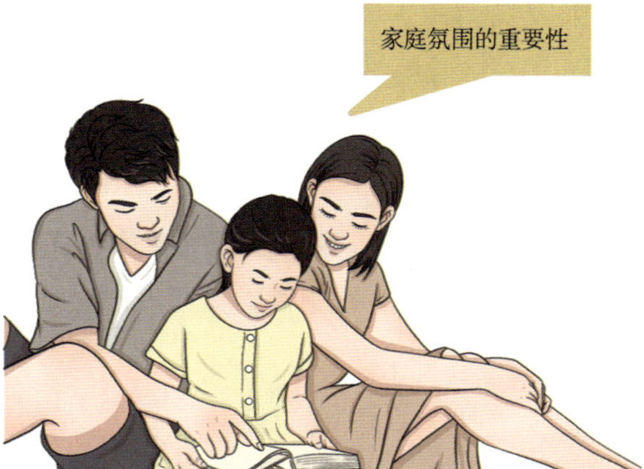

（一）家庭的结构类型

不同的家庭结构对孩子有不同的影响，理论上讲，核心家庭（父母＋孩子）是最有利于孩子的成长，便于父母树立权威，并能保持管理的连续性、统一性和持续性。

（二）家长的身份及作用

家长对孩子有监督和爱护的责任和义务，同时在孩子成长过程中无私付出，并接受自己孩子的一切；此外，在平时的交流中可以采用朋友的角色，即对待孩子采取平等、尊重、支持和建议的方案；娱乐时则可以采用兄弟姐妹间（有分寸的）的互动模式，嬉笑、打闹、争抢、矛盾的处理……能够让孩子学会与人相处的方法。

（三）家庭环境/氛围——父母关系情感表达及行为边界

家庭环境中的父母关系会影响家庭的氛围，也会影响孩子的感受，包括父母的性格、父母的交流方式，以及父母处理事情的方式等。

（四）家庭环境/氛围——亲子关系情感表达及行为边界

（1）影响亲子关系的因素主要取决于家长如何对待孩子，也就是能否在不同情景下采用不同的身份与孩子相处。

（2）家长要根据不同年龄阶段孩子的心理特点，采用针对性强、积极有效的沟通方式。

（3）与孩子交流时首先要明确交流目的，是传递信息、了解情况，还是说服教育、发泄情绪，然后综合采用不同的交流方式，如语言交流方式要注意语气、语调、句式、句意等，非语言交流方式要注意面部表情、微表情、肢体语言等。

（4）在多胎家庭中，注意不要忽略对大孩子的情感关注，这样才能协调好同胞关系。

（5）家长行为要留有边界感，如空间边界（孩子独处的空间）、时间边界（孩子独处的时间）、心理边界（孩子的隐私）等。

## 毛雪琴 心理科 主任医师

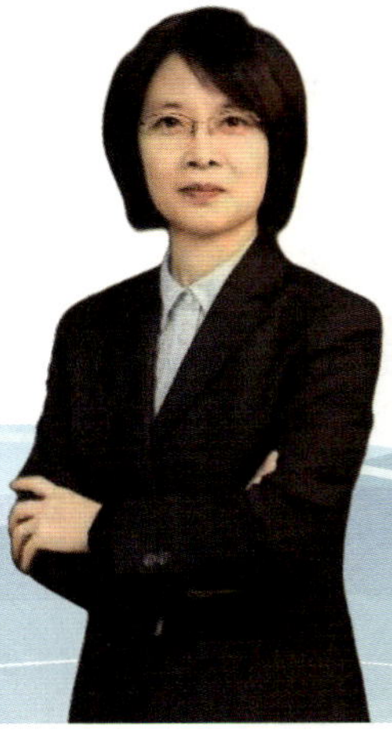

### 擅长领域

擅长综合医院常见心身障碍诊疗；儿童、青少年等心理健康的心理咨询和心理治疗。

### 门诊时间

周一、周二、周四上午

山东大学齐鲁医院
QILU HOSPITAL OF SHANDONG UNIVERSITY

# 天天想减肥，你减对了吗？

□ 营养科／陈立勇

减肥没有那么容易，每块肉都有它的脾气。
最近两年，很多明星减肥食谱纷纷上线，
看着人家 5 天瘦 8 斤，我也想尝试！

明星食谱到底适不适合普通人？
吃多少、吃什么、怎么吃、什么时候吃？
能吃药减肥吗？
这些事你真的知道吗？
关于减肥，看看齐鲁医院专家怎么说……

## 一、如何判断是不是肥胖？

（一）体质指数（BMI）

BMI 是通过体重与身高平方的比值计算得出的量化指标，适用于 18～65 岁普通成年人。

BMI 低于 18.5 kg/m$^2$ 为消瘦状态，18.5～24.0 kg/m$^2$ 为正常体重，24.0～28.0 kg/m$^2$ 为超重，达到或超过 28.0 kg/m$^2$ 为肥胖。

其中，BMI 达到 28.0 kg/m$^2$ 且低于 32.5 kg/m$^2$ 为轻度肥胖症；达到 32.5 kg/m$^2$ 且低于 37.5 kg/m$^2$ 为中度肥胖症；达到 37.5 kg/m$^2$ 且低于 50 kg/m$^2$ 为重度肥胖症；达到或超过 50 kg/m$^2$ 为极重度肥胖症。

（二）基于体脂率的诊断标准

体脂率是指人体内脂肪重量在人体总体重中所占的比例。由于内脏脂肪过多与代谢紊乱及心脑血管疾病风险升高相关性更强，且与过早死亡更具有相关性，所以也可以基于体脂率（体型）进行诊断，如下图所示。

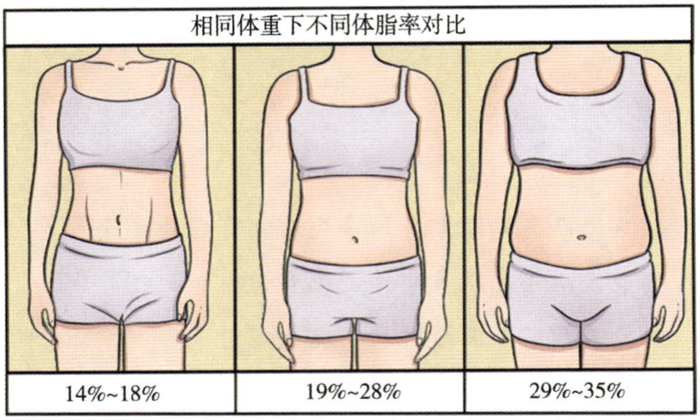


（三）基于腰围特征的诊断标准

腰围是反映中心性肥胖的常用指标。基于我国成年人群特点和健康风险评估，正常腰围定义为小于 85 厘米（男性）和小于 80 厘米（女性），大于等于 90 厘米（男性）和大于等于 85 厘米（女性）即可诊断为中心性肥胖。此外，腰围/臀围比（WHR）是另一个反映中心性肥胖的指标，当 WHR 大于等于 0.90（男性）和大于等于 0.85（女性）时，也可诊断为中心性肥胖。

## 二、肥胖都有哪些危害呢?

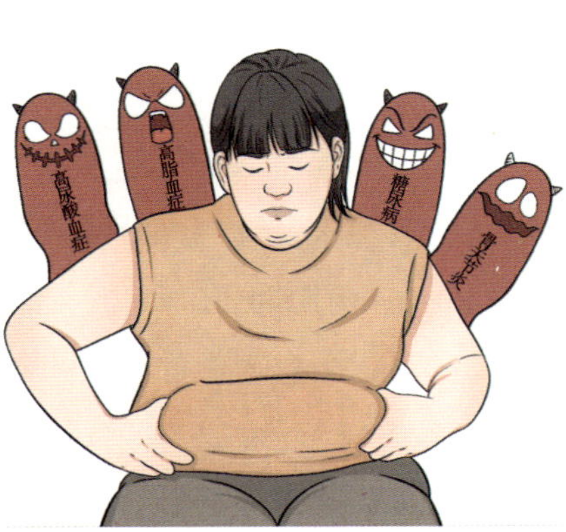


肥胖会加重自己的身体负担，可有较高的早期死亡风险，还会诱发脑卒中等多种慢性疾病。过多脂肪组织的质量效应或其直接的代谢效应，会导致糖尿病、高血压、高脂血症、高尿酸血症、非酒精性脂肪性肝病、阻塞性睡眠呼吸暂停综合征、心血管疾

病、骨关节炎和胆结石等。体质指数增高者，罹患各种肿瘤的概率都升高10%以上。此外，已知肥胖对个体可能产生不良的心理健康问题。

## 三、减肥前需要做好哪些准备?

（1）知识的准备：疾病知识、营养知识、运动知识、行为心理知识。

（2）心理准备：深刻思考，要问自己，我怎么就肥胖了？是否有遗传的原因，是否有饮食、运动、精神状态的原因，还是因为疾病、用药等。要问自己，我可能是什么病因型的肥胖？脑饥饿型、胃肠饥饿型、情绪饥饿型、低代谢型。要问自己，目前我已经到了肥胖哪一期了？有没有代谢问题？

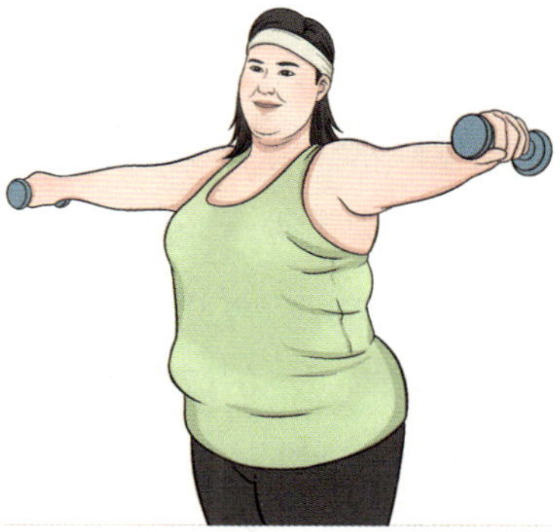

（3）行动准备：饮食、运动、睡眠、行为心理。

（4）目标准备：健康生活方式的重塑，把健康的生活行为变成习惯。

## 四、减肥期间到底应该怎么吃?

（一）限能量平衡膳食（CRD）

《中国超重/肥胖医学营养治疗指南（2021年版）》指出，在目标能量摄入基础上每日减少能量摄入500～1000 kcal（男性为1200～1400 kcal/d，女性为1000～1200 kcal/d，1 kcal≈4.185 kJ），或较推荐摄入量减少1/3总能量。其中，碳水化合物占每日总能量的55%～60%，脂肪占每日总能量的25%～30%。CRD膳食模式能够减轻肥胖者体重、减少体脂含量，进而减轻机体炎症反应、降低代谢综合征组分、减少心血管疾病的危险因素，改善睡眠质量并缓解焦虑症状。

2. 高蛋白质膳食

高蛋白质膳食是指每日蛋白质摄入量超过每日总能量的 20%或 1.5 g/（kg·d），但一般不超过每日总能量的 30%或大于 2.0 g/（kg·d）的膳食模式。多项研究证实，高蛋白质膳食能减轻饥饿感，增加饱腹感和静息能量消耗，但摄入的蛋白质不能被人体储存而需立即进行代谢和利用，代谢过程消耗大量热量，所以能减轻体重，改善一系列心血管疾病的危险因素。

3. 低碳水化合物饮食（LCDs）

低碳水化合物饮食通常指膳食中碳水化合物供能比小于等于 40%，脂肪供能比大于等于 30%，蛋白质摄入量相对增加，限制或不限制总能量摄入的一类饮食。近年来，越来越多的随机对照试验研究和 Meta 分析报道短期应用 LCDs 的减重效果显著，改善代谢。但由于维生素 A、维生素 E、维生素 $B_1$、叶酸、镁、钙、铁和碘的摄入量均减少，故应额外增加摄入。其长期的安全性仍待进一步研究。

低碳水化合物饮食

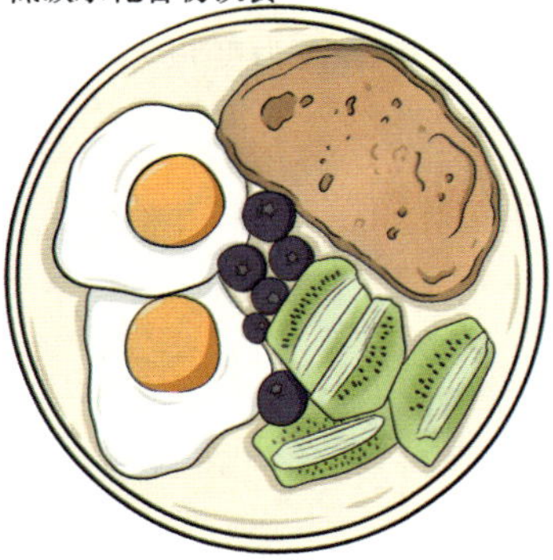

4. 间歇性能量限制（IER）

间歇性能量限制是按照一定规律在规定时期内禁食或给予有限能量摄入的饮食模式。多项研究发现，IER 不仅对于减重有效，且对代谢性疾病也具有重要作用。在 IER 的禁食期，能量供给通常在正常需求的 0～25%。

5. 低血糖指数饮食

低血糖指数食物具有低能量、高膳食纤维的特性，可使胃肠道容受性舒张，增加饱腹感，有利于降低总能量摄入。低血糖指数饮食可降低餐后血糖峰值，减少血糖波动、胰岛素分泌的速度和数量，从而降低餐后血糖和胰岛素应答，促进脂肪酸合成和储存，阻止脂肪动员和分解，降低游离脂肪酸水平和拮抗激素的反应，增加胰岛素敏感性。

## 五、为了减肥不吃晚饭或主食，是正确的吗？

面对个体，很难用正确、错误来回答。只能说一般情况下不吃晚饭，或者不吃主食，都不利于长期体重的管理。

## 六、如何制订科学的减肥目标？

减重不是体重减得越快越好，较为理想的减重目标应该是 6 个月内减少当前体重的 5%～10%，合理的减重速度为每月减 2～4 千克。

减重速度因人而异，一般分为三种情况：

（1）体重平稳下降，每周减 0.5～1 千克。

（2）减重初期的 1～2 个月体重无明显变化，之后体重才开始下降，而且下降速度较快。

（3）体重最初下降较快，可达每周下降 1～2 千克，随后体重停止下降，进入为期数周甚至数月的平台期，突破平台期后体重继续下降。

## 七、超重/肥胖症患者可以通过吃药来减肥吗？

超重/肥肥症患者可以使用药物治疗。在饮食控制、运动调节和行为干预等生活方式干预无效或效果不明显的基础上，使用药物可进一步有效减轻体重。

近年来，减重药物的研发进展迅速，尤其是以胰高血糖素样肽-1 受体激动剂（GLP-1RA）为基础的新型减重药物不断问世，减重效果也不断提升。目前，在我国共有五种药物获得国家药品监督管理局批准用于成年原发性肥胖症患者减重治疗，包括奥利司他、利拉鲁肽、贝那鲁肽、司美格鲁肽及替尔泊肽。司美格鲁肽和替尔泊肽也具有在超重和肥胖症的 2 型糖尿病患者中同时控制血糖和改善体重的作用。

## 陈立勇 营养科 主任医师

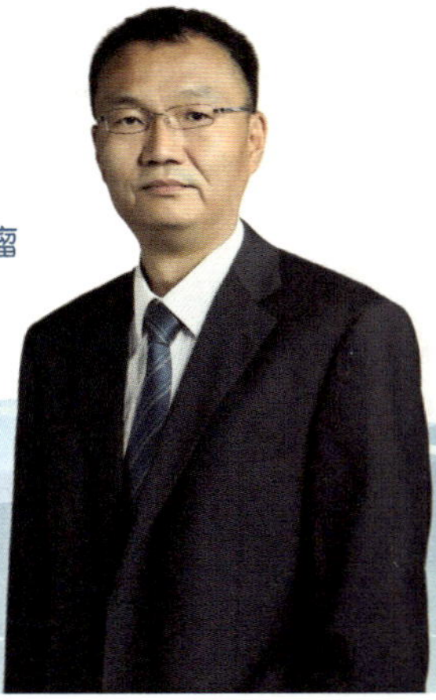

### 擅长领域

擅长炎性肠病、高尿酸血症、糖尿病、肥胖、肿瘤等营养治疗，急危重症患者的营养支持。

### 门诊时间

周三全天

山东大学齐鲁医院
QILU HOSPITAL OF SHANDONG UNIVERSITY